老年常见病防治手册

# 肠胃病

李方儒　唐艳萍　主编

华龄出版社

责任编辑：林欣雨
封面设计：魔弹文化
责任印制：李未圻

**图书在版编目（CIP）数据**

肠胃病/李方儒，唐艳萍主编．—北京：华龄出版社，2012.1
（老年常见病防治手册/吴咸中主编）
ISBN 978-7-80178-924-2

Ⅰ.①肠… Ⅱ.①李…②唐… Ⅲ.①老年病：胃肠病—防治—手册 Ⅳ.①R57—62

中国版本图书馆CIP数据核字（2011）第267974号

书　　名：肠胃病
作　　者：李方儒　唐艳萍　主编
出版发行：华龄出版社
印　　刷：三河科达彩色印装有限公司
版　　次：2012年1月第1版　　2012年1月第1次印刷
开　　本：710×1000　1/16　　印　　张：9.5
字　　数：110千字　　印　　数：1～3 000册
定　　价：20.00元

---

地　　址：北京西城区鼓楼西大街41号　　邮编：100009
电　　话：84044445（发行部）　　传真：84039173

# 《老年常见病防治手册》编委会

主编　李方儒　唐艳萍
编委　郭庆捷　崔莉红　陈　明
　　　贾　宁　牛　薇　刘继威
　　　顾芳芳

# 序

随着社会的进步、经济和医学的发展，人的预期寿命不断提高，我国已经进入老龄化社会，据相关部门统计，我国60岁及以上老年人已达1.7765亿，占总人口的13.26%。老年人是许多疾病的高发人群，对医药保健知识需求较高，老年病的防治问题日益突出。为此我们编写了这套丛书。

本丛书共包括10个分册，各个分册都由本学科知名专家担任主编，他（她）们都曾参与《实用老年中西医结合治疗学》的编著工作，其学识水平、临床经验和文字水平都为丛书的编写奠定了坚实基础。为了让没有医学背景的老年朋友也能顺利地理解和运用常见老年病的防治知识，各个分册都采取问答形式，尽量浅显而详细地介绍不同疾病的基础知识、致病原因、临床表现、诊断要点、实用中西医疗法及相关心理、饮食、运动等预防方法，以便让广大读者看得懂、用得上、有实效。有条件的读者还可在阅读本丛书的基础上，参阅相关书籍，以拓展知识、加深理解。大家既做健康教育的受益者，又做健康教育的推广者，利己利人，善莫大焉。

老年人的幸福安康是社会文明和谐的重要标志。我国历来有尊老敬老的优良传统。“老吾老以及人之老”曾做为世界大同的一个重要标志，祝老人“寿比南山不老松”更是人人皆知的美好祈愿。我相信这套丛书的作者们一定能秉承仁者之心，传播济世仁术，为促进老年健康幸福发挥聪明才智，做出精诚贡献。

老年人是社会的宝贵财富，健康是老年人“老有所为，老有所乐”的基本条件。科学养生，无病早防，有病早治，是保持健康、延缓衰老的基本途径。就我个人体会而言，保持心态平和愉悦，维持健康规律的生活习惯，是我们老年人最应该注意而且能够做到的事情，于健康有大益，于家庭有大益，于社会有大益。在此，我衷心希望广大读者，特别是老年朋友，能通过阅读本书广博知识，开阔胸襟，因人制宜，学以致用，美意延年，尽登寿域。

因时间仓促，本丛书还定有一些不尽如人意之处，恳请读者和同道不吝指正。

吴咸中

2011.12

# 前　言

随着人们生活水平的提高和医学科学的进步，人类平均寿命日渐延长，65岁以上高龄人群日益增加，我国不少城市或地区已经进入老龄化社会。这就意味着老年人的一系列问题必将成为整个社会的重要问题。只有包括老年人在内的全社会行动起来才能做好老年人的工作，随着生活水平的不断提高，人们对医疗保健知识的渴求也在日益增加。医务工作者有责任把医学知识向全社会普及，医生和患者共同努力才能做到真正意义上的医患合作，共同战胜疾病，维护人民身体健康，提高生活质量。

肠胃疾病是临床常见病、多发病之一，生活节奏的加快，生活方式的转变，因饮食不当等原因引起的消化系统疾病越来越多，其中，有些病随着年龄的增长而高发如胆道疾病便秘肿瘤，有些胃肠道疾病如胃肠道憩室病、缺血性肠病和大便失禁等倾向于在老年时期发病，还有一些疾病的因年老预后差，如消化道出血或腹泻等。

老年人往往是同一个人患有多种疾病如糖尿病、高血压、动脉硬化性心脑血管病等，这些疾病本身及其诊断和治疗措施又会对胃肠道产生影响。

胃肠道疾病的防治工作存在许多特殊问题，编写本书的主要目的是介绍有关胃肠道疾病诊断、治疗和预防的科普知识。全书选择消化性溃疡、反流性食管病、便秘、消化道出血等一些最常见胃肠道疾病，主要内容包括流行病学、临床表现、诊断、治疗和预后等，并对某些周身疾病的胃肠道合并症等给予详细介绍。文字力求通俗易懂，希望非医学专业的读者也能从中获益。

参与本书撰写的人员都是有多年临床和教学经验的消化科专家，他们在日常工作中不仅熟练掌握胃肠道疾病诊疗技术，而且能够经常热心地向患者及其家属提供有关科普知识。由于时间仓促和篇幅有限，更因我们水平所限，错误和疏漏在所难免。我们诚恳欢迎广大读者、同行专家给予批评指正。

作者

2012.1

# 目　录

## 胃肠道的主要生理功能有哪些？

胃肠道是人体与外界沟通的重要途径之一。每个人每天都要经口摄入一定量的食物和水，经食管送入胃和肠道，消化后将人体需要的物质吸收，经门静脉送到肝脏，肝脏处理后再经血液循环输布全身供机体使用；未被吸收的物质也要经胃肠道排泄出体外。胃肠道的多项功能对整个机体至关重要。主要包括：①协调的运动功能；②强大的外分泌功能；③强大的吸收功能；④强大的防御功能；⑤自主神经一内分泌调节功能；⑥与周身脏器有密切联系。

## 老年人消化系统有什么改变？

老年人胃肠道组织学逐渐发生退行性改变：如口腔黏膜过度角化、牙齿磨损、松动、脱落、牙周组织萎缩、味觉功能单位减少、唾液分泌减少等；胃黏膜萎缩变薄、肠上皮化生、胃液腺减少、泌酸的壁细胞减少，分泌胃蛋白酶的主细胞也减少；胃肠道各部平滑肌纤维萎缩、张力减低，出现下垂、扩张或憩室，黏膜纤维化增加，腺体萎缩等；胆囊和胆管壁变厚，胆汁浓缩，消化吸收功能。

## 为什么周身疾病会引起胃肠道的症状？

人体是一个整体，各个脏器各司其职，之间又有着密切的联系，并互相惠及。胃肠道每日将大量的营养物质和水分经过血液循环输送全身，而周身器官的功能活动又将水、营养物质和氧气等分配给胃肠道来维持其代谢和功能活动，并将其代谢和功能活动产生的废物排出体外。任何一个脏器、一个系统出现问题都会对全身产生影响，整个机体会在神经－内分泌统一协调下发生一系列改变，维持生命活动的继续，这就是“代偿”。因此，各个脏器的功能障碍皆可产生胃肠道的症状，特别是在应激状态下胃肠道往往首先受累，以保护脑、心、肺等器官。一个危重病患者在发生多脏器功能衰竭时，往往是从胃肠道开始的。因此，要达到防治疾病和延缓衰老的目的应从爱护胃肠道做起。

## 消化道正常菌群有多少？

在人体皮肤和黏膜上普遍存在着正常菌群，形成一个极其复杂的微生态系统，正常菌群与人体（宿主）和环境三方面互相依存，呈动态平衡状态，形成一个统一体。这些正常菌群非但不致病，对人体健康反而有重要意义。

在人胃肠道内定居的微生物群是极其复杂的，包括厌氧菌、需氧菌和兼性厌氧菌等，多达500余种，$10^{14}$个，总重可达1公斤，主要分布在口腔、回肠和结肠，胃肠道不同部位常驻菌的数量、种类及其比例各不相同，但又是相对稳定的。

## 老年人胃肠道疾病有哪些特点？

（1）症状体征不典型，易误诊；（2）慢性病患者往往病程长、就诊晚、并发症多、恢复慢：老年人患者往往起病隐匿，难以引起注意，待到症状明显时，实际发病已久。病情已重或已发生合并症，因此治疗起来难度加大，恢复较慢；（3）危重症患者病情变化快、死亡率高：老年人由于脏器功能减退、功能储备降低、代偿能力减弱，免疫功能下降等，又常常患有多种疾病，如糖尿病、高血压、动脉硬化、冠心病等，故更容易发生水、电解质和酸碱平衡紊乱和多脏器功能衰竭。因此，老年人一旦患有急性胃肠道疾病，如急性胃肠炎、各种急腹症等，救治稍有延缓，就有可能造成严重后果。

## 做内镜检查安全吗？

内镜是当今医学发展的一个里程碑。消化道内镜包括食管镜、胃镜、结肠镜、小肠镜，后来又出现胶囊内镜。此外，尚有气管镜、胸腔镜、腹腔镜、关节腔镜等。现在临床上主要用的是电子内镜，管径细、可曲度大，便于操作，视野大、图像清晰没有死角，大大地提高了诊断准确性。更可取的是大大地扩大了治疗范围，减少了治疗造成的损伤，并已形成了微创医学。

有些老年人认为内镜检查痛苦大不敢做，其实大可不必。首先，目前内镜检查已经相当普及，器械本身已大大改进，有资格进行内镜操作的医生皆经过严格的培训，熟练的医师面对病情简单的病人，3～5 分钟可以完成胃镜操作，因此痛苦远不像想象得那么大。只要选择好适应症和禁忌症，内镜检查和治疗是安全的。

## 哪些病人应该进行消化道内镜检查？

胃镜检查适应症比较广泛，凡怀疑食管、胃、十二指肠疾病者皆可进行胃镜检查。如吞咽困难，有上腹痛、烧心、反酸、早饱等症状者，有呕血、柏油样便或多次大便潜血阳性者，某些贫血病人，钡餐或 B 超发现胃、十二指肠可疑病变者，有需要随访观察或治疗前后对比的病变如萎缩性胃炎伴不典型增生、反流性食管病、巴雷特食管、消化性溃疡等，需要内镜下治疗者如上消化道出血止血、食管静脉曲张套扎或硬化治疗、碎胃石、取异物、息肉切除、食管狭窄扩张治疗等。结肠镜主要适应症有：脓血便、便血或大便带血或潜血阳性者，长期便秘、慢性腹泻、腹部包快、腹痛、贫血等怀疑由结肠病变引起者，家族性肠息肉病家族成员，结肠及回肠末段慢性炎症、息肉、或癌肿的诊断、治疗和随访等。直肠镜和乙状结肠镜适于相应部位检查，方便灵活。内镜配合活检病理检查是诊断胃肠道良、恶性病变的最好手段；超声内镜、放大内镜、染色内镜可协助诊断。目前腹腔镜主要用于腹腔疾病微创手术治疗。

## 哪些人不能进行内镜检查？

有严重心肺疾患者，如严重心律不齐、心力衰竭、心肌梗塞康复不足 3 个月者、严重呼吸功能不全或哮喘发作期等；轻症心肺功能不全不属禁忌；休克、昏迷等危重症患者；精神失常、神智不清不能合作者；怀疑胃肠道穿孔或穿孔闭合不足 2 周者；严重咽喉部、腐蚀性食管炎和胃炎、巨大食管憩室、主动脉瘤及严重颈胸段及脊柱畸形者不要进行胃镜检查。肛门和直肠严重狭窄、重症痢疾和溃疡性结肠炎等、妊娠妇女应列为结肠镜禁忌。有利多卡因过敏者应向大夫申明。

## 吞咽困难应该怎么办？

发生吞咽困难时不要慌，但要及时看医生。医生一定会首先考虑是否有食管或贲门恶性肿瘤，但绝非一定是肿瘤。首选诊断措施是胃镜检查，如果发现可疑病变，应取活组织进行病理检查，一旦确诊为恶性肿瘤应进一步检查以判断病情程度，争取尽早手术治疗或进行放射或化学药物治疗。如果病理检查未发现肿瘤证据，还可以随访观察，短期内复查胃镜。如果胃镜仍未发现可疑病变，则应考虑其他疾病或原因所致，包括食管动力异常或外在压迫所致，则应进行食管压力测定的检查，以便选择恰当治疗办法。

食管压力测定是将一个带有传感器的小管经口或鼻孔插入，经食管先到胃内进行“调零定标”然后退至贲门处开始测量食管下端括约肌、食管体部和上食管括约肌在静止时、干咽时和咽水时的压力。通过压力的动态变化判断食管动力异常。可以鉴别贲门失弛缓症、弥漫性食管痉挛症、胡桃夹食管、老年食管、原发性下食管括约肌高压等引起吞困难的动力障碍。有时需要胸片或胸部 CT 确定外在压迫。

## 食欲变化要注意什么？

食欲是一个人摄食行为的主观愿望，正常人食欲是由下丘脑外侧摄食中枢和内侧饱感中枢调节的，摄食行为则由大脑控制。正常食欲是一个人身体健康的标志之一。了解一个人的食欲和饮食量情况对判断此人的营养状况或疾病的程度以及进一步治疗很有帮助，因此，医患都很重视。但是，很难给食欲正常和不正常划定一个确切的界限，简单讲就是在正常三餐前有进食的欲望为正常。影响食欲的因素非常多，诸如生活习惯、精神因素、环境和某些机体生理变化以及多种疾病因素等。因此，单纯根据食欲改变诊断疾病是困难的。在判断疾病诊断时还要有相关的症状、体征和其他材料。老年人因食欲改变就诊时，应该根据自己的实际情况选择合适的医生，并尽可能配合医生多提供相关症状及其演变历史。

## 如何评估体重的变化？

我国成人正常体重可按如下公式计算：男性：标准体重（公斤）＝身高（厘米）－105；女性：标准体重（公斤）＝［身高（厘米）－100］×0.9。与标准体重比较上下波动幅度在10％以内皆算正常，超过标准体重10％为超重，超过20％为肥胖；低于标准体重的10％为体重不足，低于20％为消瘦。另有一种计算方法是体重指数（BMI）：BMI＝［实际体重（公斤）÷身高$^2$（$m^2$）。正常为18.5～23，低于18.5为体重过低，超过23为超重，超过25为肥胖，超过30为严重肥胖。对一个人实际体重与其健康状况关系的评估一定要结合如下情况考虑：

1. 实际体重是长期稳定还是近期发生了变化；
2. 食欲和食量状况和变化；
3. 有没有伴随症状；
4. 近期或既往患过或现患什么病；
5. 服过什么药或保健品；
6. 是否采取过减肥或增肥措施；
7. 是否有烦心的生活事件，心理障碍或心理疾病等。

## 什么是合理膳食？

合理膳食应该从食量、食物的种类和疾病防治的需要等三方面来考虑。关于疾病合理膳食的需要将在有关章节分别讨论，此不一一赘述。

## 什么是科学饮食量？

摄食是人类维持生命和各项生理活动的最基本的条件之一。一个正常人每天的饮食量应该能够满足其生理活动和日常劳作所消耗热量及营养物质的补充，称作需要量。所谓平衡饮食就是“补充量”和“消耗量”平衡。饮食过量和不足都有可能损害健康。每个人每日的需要量应该因其身体状况、劳动强度和疾病等具体情况有所不同。营养专家常把劳动强度分为休息、轻体力劳动、中等体力劳动和重体力劳动四个档次。一般体力活动减少，每日需要量可根据休息状态下的需要量，并参考轻体力活动的量或疾病治疗的需要适当增减即可：

每日热量 2000～25000 大卡；

水分 2000～3000 毫升；

蛋白质每公斤标准体重 1～1.2 克；

脂肪每公斤标准体重 0.6～1 克；

食盐每日 6 克；

不同量的其他矿物质、维生素和微量元素等。

每日三餐的热量分配可根据生活习惯来定：如早、中、晚可按 1∶1∶1 分配，也可按 2∶4∶4 分配。每餐的热量不要超过一日量的一半为宜。

## 什么是急慢性腹泻？

正常人一般每日排便一次，成形，约 150～200 克，少数人每日排便 2～3 次，或 2～3 日 1 次，大便成形也算正常。腹泻是指排便次数增多，粪质稀薄，有的带有黏液、脓血或脂肪滴等，每日排便量超过 200 克，可伴有腹痛、腹部不适、排便急迫、肛门不适等症状。腹泻超过2月为慢性腹泻。急性腹泻一般不超2～3周。

急性腹泻常见的原因是感染、药物作用或副作用、食物或药物过敏等。慢性腹泻病因较多，主要有：

1. 肠道感染性疾病如慢性菌痢、肠结核等；

2. 肠道非感染性炎症，如克罗恩病和溃疡性结肠炎，缺血性肠病、尿毒症性肠炎等；

3. 肿瘤如大肠癌、小肠恶性淋巴瘤、类癌、胰腺内分泌瘤等；

4. 原发性小肠吸收不良如成人乳糜泻等，继发性小肠吸收不良；

5. 动力障碍性腹泻；

6. 药物性等。

由于腹泻的病因和发病机理非常复杂，诊断和治疗有时很困难。常常需要医患通力合作做大量工作才能做出正确诊断和得到恰当的治疗。

## 得了腹泻应注意的问题是什么？

1. 注意起病和病程，不洁饮食历史；旅行的历史，服用可疑药物的历史。如泻药、抗菌素、某些降压药或抗心律失常药等；对某种食物药物过敏史；进食油腻腹泻者多是胰酶缺乏造成的吸收不良，乳糖酶缺乏者进食牛奶可腹泻。

②注意排便情况、大便的性状和伴随症状。小肠疾病所致腹泻多为水样便、颜色浅淡、无里急后重；直肠和乙状结肠疾病，常伴有里急后重、便意频繁，每次大便量少、有脓血，左下腹痛，便后缓解等。稀便多泡沫、有食物残渣、恶臭等多为吸收不良所致；便秘腹泻交替常见于腹腔结核或肠易激综合征；

3. 注意周身症状和腹部体征。如伴发热者、明显消瘦、关节炎、腹部包块等。

## 什么是小肠吸收不良综合征？

小肠吸收不良是因小肠消化功能和吸收功能受到损害，导致营养物质不能顺利吸收所引起的一系列临床表现，如腹泻、脂肪泻和营养不良以及维生素缺乏等。

## 什么是小肠细菌过度繁殖综合征？

小肠细菌过度繁殖综合征是指小肠内细菌数目过度增加，造成小肠黏膜损伤、肠消化酶减少、肠内结合胆汁酸缺乏和细菌对食物酵解和利用等引起小肠吸收不良和代谢紊乱的一组临床综合征。其病因甚多，常见的如下：

1. 因老化或某些慢性疾病如糖尿病、甲状腺功能低下、硬皮病、假性肠梗阻或电解质紊乱等造成小肠运动减弱，或因胃肠道手术后解剖发生关系改变等引起广泛小肠淤滞；

2. 有小肠憩室内食糜存留；

3. 因胃酸缺乏，杀菌能力减弱；

4. 免疫机能减退。

小肠插管抽吸物细菌培养是最可靠的诊断方法，但操作困难。目前多采用简便易行而且无创的碳十三（$^{13}C$）或氢呼气试验结合临床表现进行诊断。

## 小肠吸收不良综合征的治疗方法有哪些？

1. 微生态调节治疗：目前，由于对该综合征的认识已较深入，检测手段简便易行，大多数病人诊断提早，多不存在严重肠黏膜损伤和功能障碍，营养不良不严重甚至不存在。因此微生态调节治疗成为首选，主要是增加肠内双歧杆菌数量；可以直接给予双歧杆菌制剂，配合使用双歧因子效果更佳；另有一种制剂是枯草杆菌复合制剂，也是肠内正常菌群之一，也可增加肠内双歧杆菌；

2. 抗菌素治疗：目的是杀灭或抑制过度繁殖的细菌，以使肠内菌群恢复正常。调整是根本，杀灭是手段。具体使用那种抗生素根据细菌培养结果更好。但有时即使有细菌培养结果，也难肯定哪个菌种是“罪犯菌种”，主要是经验性治疗，过度使用抗生素总有“错杀无辜”之虞。有可能带来更严重的后果。林可霉素、强力霉素是常选用的品种，一般疗程7～10天。然后接替益生菌治疗。

3. 纠正营养不良：纠正营养不良可以增强体质和抗病能力，形成良性循环。主要补充蛋白质、维生素$B_{12}$、维生素A、D等。轻型病人以口服为主，严重者可进行静脉营养。

4. 原发病治疗：原发病的治疗对防止复发有积极作用，有些结构异常者如憩室、胃肠瘘等疾病可手术治疗。

### 哪些人需要根除幽门螺杆菌？

1. 如下疾病若幽门螺杆菌阳性，必须根除治疗：

消化性溃疡、胃低恶性淋巴瘤、早期胃癌术后、慢性胃炎伴胃黏膜萎缩和糜烂、慢性胃炎伴消化不良症状；

2. 如下情况若幽门螺杆菌阳性，支持根除治疗：

计划长期使用阿司匹林等非甾体抗炎药者、胃癌家族史者、不明原因缺铁性贫血、特发性血小板减少性紫癜、其他幽门螺杆菌相关性胃病（淋巴细胞性胃炎、胃增生性息肉、肥厚性胃炎）。

## 造成幽门螺杆菌耐药的因素有哪些？

当前，幽门螺杆菌耐药的问题日渐增加，归结其原因主要是两方面因素：

**细菌自身因素**

细菌在接触某种抗生素后因自我保护的本能而发生变异；对于这种情况医务工作者已经或正在进行研究各种解决办法。

**人为因素**

这是当前非常重要的因素。如在上腹部疼痛未确诊的情况下盲目单独使用质子泵拮抗剂如奥美拉唑等可导致幽门螺杆菌球形变而耐药；不管是不是适应症、不问用药历史或者以往根除治疗失败的历史等即进行幽门螺杆菌根除治疗往往得到的是失败的结果；盲目采用不恰当的药物配伍，不恰当的疗程，不恰当的治疗时机等皆可促进细菌耐药的发生。

## 什么是消化不良？

消化不良是一组上腹部疼痛、烧心，餐后饱胀或早饱为主要表现的症状群，可伴有也可不伴有反酸、嗳气、食欲不振、恶心、呕吐等症状。可分为器质性消化不良和功能性消化不良。前者是器质性疾病所致，如消化性溃疡、反流性食管病或胃部肿瘤等，后者则不存在上述器质性疾病或周身其他脏器疾病。

功能性消化不良是胃的生理功能紊乱所致，其诱因可能有不良生活习惯或饮食不当，情绪波动、精神紧张或心理障碍以及受凉等。诊断主要根据临床表现：有上述消化不良症状中任何一项或多项症状至少持续6个月。近3个月内有血生化、腹部彩超、胃镜检查等资料，未发现可以解释这些症状的器质性疾病即可确诊。进一步又可分为两个类型：

**餐后不适综合征**

实际与胃的动力异常有关，主要表现是：正常食量进餐后出现餐后饱胀和/或早饱感使患者不能完成正常食量的进餐，每周发作数次。有上腹部胀、餐后恶心或过度嗳气等，治疗主要是使用促进胃肠动力的药，如吗丁啉等。

**上腹痛综合征**

主要是胃酸分泌增加或胃黏膜对酸刺激过于敏感所致。主要表现是空腹时上腹部痛或烧灼感，进餐缓解。治疗主要是控制胃酸分泌。部分病人兼有两种类型的症状，治疗是抑制胃酸药和促胃动力药合用。

## 什么是功能性消化不良的报警症状？

功能性消化不良主要是根据症状和体检诊断的，有时单纯依靠症状和体征可能与器质性消化不良很难区别。因此，需要注意发现有关器质性疾病的报警症状和体征，以便及时调整诊治计划，以免延误病情。报警症状有：①45岁以上的人近期出现消化不良症状；②经抑酸或促动力药治疗2～4周疗效不显著，或停药后症状很快再现；③消瘦；④贫血；⑤呕血及柏油便；⑥吞咽困难；⑦黄疸；⑧腹块；等等。一旦发现报警症状和体征应该及时向经治医师申明，并积极配合进一步检查，如详细的病史、体检、胃镜、CT和实验室检查等。

## 如何发现腹水？

如果持续性腹胀应该警惕有可能是腹水所致。正常人腹腔内就存在少量液体，主要起滑润作用，查体或腹部彩超等是查不出来的。中等量或大量腹水在医师查体时就可以发现，小量腹水有时发现较难，需要借助彩超等仪器发现。老年人一旦发现腹水应该给予足够重视，必须查找原因、确定诊断。

## 黄疸有哪些种类，如何就诊？

黄疸是指血中胆红素增高，引起皮肤和巩膜黄染。有些人吃了胡萝卜皮肤发黄但巩膜不黄，不是黄疸。一般肉眼能见到黄疸时，其血中胆红素就已经超过正常的一倍。增高不足一倍时则肉眼看不到黄疸，称隐性黄疸。黄疸只是多种疾病引起的一个症状或体征，而不是独立的疾病。应该进一步确诊才能得到恰当的治疗。老年人一旦出现黄疸不可掉以轻心，一定要及时去医院，对黄疸有所了解是非常重要的。黄疸的原因有以下几种：

**溶血性黄疸**

主要是因红细胞膜异常如自身免疫性溶血性贫血、蚕豆病等；或错误配型输血等造成红细胞破坏增加所致。肝细胞功能正常、肝肠循环通畅。黄疸一般不重，但贫血迅速发生，大便仍为黄色，血非结合胆红素增加，因非结合胆红素不能经尿排泄，因此尿中没有胆红素，尿胆原增加。这种情况应在内科或血液科诊治。

**肝外胆汁淤积性黄疸**

是肝外胆管系统堵塞，主要指胆总管堵塞所致。如胆总管内结石、蛔虫、肿瘤堵塞或外在压迫如胰头癌等，阻断了肝肠循环所致。基本特点是巩膜皮肤黄染伴大便变白、尿色深黄，血液化验结合胆红素增高为主，血胆固醇、碱性磷酸酶升高，尿胆红素阳性，尿胆原不增加甚至减少。结石或蛔虫导致胆管堵塞疼痛明显、常伴发热，压痛等急腹症表现。而肿瘤所致黄疸常常是渐进性的，往往疼痛不显著。B超和CT有助诊断。这类黄疸主要在外科诊治。

**肝内胆汁淤积性黄疸**

主要是肝脏疾病（原发性胆汁性肝硬化、病毒性肝炎某一阶段、妊娠期黄疸等）或某些药物使肝细胞分泌胆汁的结构改变等，引起胆汁分泌功能障碍，造成肝内胆汁淤积和胆栓形成。肝内胆汁淤积时，血液和尿的检验结果具有梗阻性黄疸的特点。主要在内科诊治。长期肝外胆管堵塞，也可造成肝内胆管淤积，甚至形成胆汁性肝硬化。也需要外科干预，以解除病因。

**肝细胞性黄疸**

这类黄疸主要是因为各种原因如病毒性肝炎、肝硬化、肝癌、药物性肝病、酒精性肝病、非酒精性肝病或其他原因如败血症、严重细菌感染等。引起肝细胞广泛损伤、坏死和肝脏组织结构破坏等所致。血总胆红素升高，结合胆红素升高更突出，尿胆红素阳性，大便呈黄色。常有乏力、厌食、恶心肝区疼痛等症状，慢性肝病有时可发现肝脾肿大、肝掌、蜘蛛痣或腹水等。血液化验可有转氨酶升高，严重肝病可有凝血酶原时间延长、胆固醇、胆固醇酯、胆碱酯酶活力下降等，慢性肝病常有血白蛋白下降。肝炎病毒标志物、肿瘤标志物、CT和B超有助诊断。肝活检有重要价值。这类黄疸主要在内科诊治。肝功能衰竭时有时需要肝移植。

**先天性非溶血性黄疸**

这类黄疸较少见，有三种是非结合胆红素增高，新生儿时期即发病，常于一年内死亡，其中一种预后好一些但很少活至老年。有两种是结合胆红素增高，少年至青年发病，除巩膜黄染外很少有症状。无需治疗。无其他疾病者常可活至老年。

## 贫血可能与哪些胃肠道疾病有关？

沿海地区的成年男性血红蛋白低于 120 克/L，女性低于 110 克/L 即可诊断贫血。贫血只是一种临床表现，不是独立的疾病。多种疾病可引起贫血。因此，发现贫血必须进一步查找病因。在确定病因之前，切不可胡乱用补血药，以免干扰正确诊断，延误恰当治疗。

与胃肠道疾病相关的贫血主要有：①胃肠道恶性肿瘤骨髓转移及放化疗损伤；②造血原料缺乏；③失血。这里重点讨论胃肠道疾病引起造血原料缺乏的问题，其他两个将另有专题讨论。

**维生素 $B_{12}$ 缺乏**

维生素 $B_{12}$ 又称氰钴胺，参与 DNA 合成的辅酶，缺乏时可影响造血细胞核发育，致其不能分化和成熟，大部分在骨髓中即被破坏，导致贫血。主要表现是红细胞体积大、白细胞（粒细胞）分叶核过多，有时全血细胞减少。可伴有多发性神经炎。

人体自身不能合成维生素 $B_{12}$，主要从动物性食品获得，如肝肾、肉、鸡蛋、牛奶等。每日需要量 2～5 微克。正常人体内维生素 $B_{12}$ 储备量充足，约 3～5 毫克，主要储于肝脏。维生素 $B_{12}$ 的吸收与胃分泌的胃酸和胃蛋白酶、R 蛋白和胃壁细胞分泌的内因子以及回肠末段的吸收细胞功能健全有密切关系。因此，胃和回肠末段疾病皆可引起维生素 $B_{12}$ 缺乏。如全胃切除术后（2～10 年），部分为大部切除术后（潜伏期更长些）；抗壁细胞抗体和抗内因子抗体阳性的萎缩性胃炎（恶性贫血）等。

因肠道憩室、瘘管、狭窄等引起的小肠细菌过度繁殖综合征，回肠末段的肿瘤，回肠切除，回肠旁路手术等；此外，慢性胰腺疾病、长期血液透析和一些药物如对氨基水杨酸、奥美拉唑、秋水仙碱、新霉素和乙醇等以及严格素食者也可引起维生素 $B_{12}$ 缺乏。

由于维生素 $B_{12}$ 缺乏主要是吸收障碍所致，因此治疗和预防主要是肌肉注射。贫血患者 100 微克，肌肉注射，每日 1 次，直至血象完全恢复。全胃切除、回肠切除和恶性贫血需终生维持治疗，100 微克，肌肉注射，每月 1 次。同时要重视病因治疗。

**叶酸缺乏**

叶酸属水溶性 B 族维生素，也参与 DNA 合成。缺乏时也可导致巨幼细胞性贫血。

叶酸的人体储存量约 5～10 毫克，主要以多谷氨酸盐形式储于肝脏。每日需要量 200 微克，只能由食物供应，主要在空肠吸收。叶酸缺乏的主要原因是摄入不足：绿色蔬菜、水果、酵母和动物肝肾富含叶酸，但对热敏感，过度加热会将其破坏，久之可导致摄入不足。酗酒伴肝硬化者，长期厌食者易致叶酸缺乏。

某些胃肠道疾病如小肠炎症、肿瘤、肠切除术后、麦胶性肠病等可因吸收不良引起叶酸缺乏。

一些消耗性疾病如慢性炎症感染、恶性肿瘤、甲状腺机能亢进等或妊娠导致需要量增加而补充不足而致叶酸缺乏。有些药物如氨甲喋呤、苯妥英钠、扑痫停、卡马西平、苯巴比妥、柳氮磺胺吡啶、氨苯碟啶等因影响叶酸吸收和代谢而致其缺乏。

叶酸缺乏一般应在病因治疗的基础上选用口服制剂治疗，叶酸5～10毫克，每日3次。吸收障碍者可用四氢叶酸钙3～6毫克，肌肉注射，至血象完全恢复。

**铁缺乏**

正常成人含铁总量男性为50mg/kg（体重），女性35mg/kg（体重）。66.7%组成血红蛋白，30%以铁蛋白和含铁血黄素形式储存，3.3%在肌红蛋白，0.19%存在于血红素酶类参与细胞代谢，0.07%为血液中转运铁。女性储存铁显著少于男性。正常情况下铁的消耗和补充处于动态平衡，保持体内含量稳定。

铁的补充主要来源于饮食。人类只能吸收食物中的血红素铁和二价离子铁。血红素铁主要来源于动物性食物，容易吸收；植物性食物铁主要为三价铁，难以吸收。维生素C和肉类可促进非血红素铁的吸收。

缺铁性贫血可能与某些胃肠道疾病相关，主要是由胃酸缺乏、胃切除术后、慢性萎缩性胃炎等造成铁吸收障碍。或因消化性溃疡、胃肠道恶性肿瘤、胃肠道憩室、肠息肉、痔疮、溃疡性结肠炎、钩虫病等引起的慢性失血等。

## 如何正确认识胃癌前疾病？

在胃癌高发区普查，对高危人群随访的办法，是提高胃癌早期诊断率、增加早癌根治性手术率、提高胃癌治愈率的重要措施。当前有的国家已经把胃癌的早期诊断率提高到70%以上，而早期胃癌根治手术后10年治愈率可达95%以上。所谓高危人群是指胃癌发生危险性高的人群，一些胃良性疾病或临床情况胃癌发生率明显增高，如慢性萎缩性胃炎2%～10%；

腺瘤样胃息肉15%～40%、残胃2%～10%、良性胃溃疡2%～3%和巨大胃黏膜肥厚症10%等，称作胃的癌前疾病。如果对这些疾病的患者进行系统的内镜和病理检查随访，就有可能达到胃癌早诊、早治、提高治愈率的目的。在我国胃镜已经得以普及之后，这个愿望已经成为现实。

确诊这些疾病之后，心存恐慌，心理负担加重。其实大可不必。首先，这些疾病本身的性质仍然是良性的，是可以治疗的，癌变的仍然只是少数；其次，这些疾病癌变是有附加条件的，只是目前尚未搞清楚而已，多数人不癌变；其三，癌变是一个相当长的过程，如果能通过系统随访，即或真的癌变了也是早期的，治疗方法已相当成熟，治愈率已大大提高。对癌前疾病积极治疗不仅可以提高患者的生活质量和健康水平，而且从防癌的角度出发也是重要的。

## 什么是胃肠腺化生？

胃肠道黏膜和腺体细胞会不断衰老、脱落；食物的机械性、化学性、生物性等因素也会不断对胃肠道造成损伤。而正常胃肠道黏膜因具有非常强的再生和修复能力，能够维持黏膜和腺体的完整性。由于环境、自身因素和疾病等影响，使这个再生和修复过程发生了变化，使胃黏膜再生细胞具备了肠黏膜细胞的特点，称作肠化；再生细胞出现了细胞异型、结构紊乱和分化异常等，则称之为不典型增生。肠化和不典型增生是病理概念，而非独立的疾病，是公认的癌前病变，颇受医学界重视。常常出现在良性胃溃疡边缘组织、胃癌旁组织、萎缩性胃炎、胃息肉、残胃吻合口等部位。据悉，老年人随年龄增长，肠化范围不断扩大。当前对胃肠腺化生和不典型增生的处理主要是随访和基础疾病治疗。

一般，轻中度不典型增生通过对原发病的治疗是可以逆转的，如胃溃疡愈合其周边不典型增生可以消失。重度不典型增生往往不可逆转。当前对不典型增生逆转的条件、规律和促进逆转的方法尚缺乏深入研究。促进癌前病变逆转药物尚不成熟。

缓解症状，提高生活质量是基础疾病治疗的另一目的。

## 胃息肉有几种？

胃息肉是黏膜面上隆起性病变，大多数无症状，常在胃镜、消化道造影或手术时偶然发现。病理性质可分为2类：10%～25%为腺瘤性息肉，75%～90%为炎性增生性息肉。前者属肿瘤性息肉，是良性肿瘤。常在胃窦部发现，多为单发，也有多发者，可有蒂，50%直径大于2cm，癌变率与息肉大小有关：小于1cm者为7.5%，1～2cm为10%，大于2cm为50%；息肉表面可发现不典型增生，中重度不典型增生要密切随访或切除。

炎性增生性息肉不是真正肿瘤，是黏膜炎症再生所形成，癌变率0～1.7%。这种息肉多位于胃底和胃体，常小于1cm，极少超过1.5cm。有时随着炎症的消失而消失。

尚有一些起源于黏膜下的良性肿瘤有时向腔内生长，如平滑肌瘤、纤维瘤、血管瘤、脂肪瘤等，有时需要与息肉区别。

胃息肉一般没有特异性症状或无症状。主要是因其他伴随疾病的症状或息肉出现合并症的症状进行胃镜或消化道造影时偶然发现。

## 老年人发现胃息肉以后要注意哪些事情？

1. 要有正确认识，首先胃息肉是良性病变，只有少数腺瘤息肉有可能癌变，因此不要有思想负担。

2. 胃息肉的治疗和随访有防癌变的意义，要积极配合医生进行治疗和随访。凡直径小于 0.5cm 的息肉以内镜随访为主。1～2 年检查一次胃镜，息肉增长缓慢，无局部异样改变，活检组织病理检查中重度不典型增生或癌变证据，可继续随访。反之可行全息肉切除并进行病理检查，有癌变者应手术治疗。

直径为 0.5～2cm 的息肉是胃镜下切除的适应症，内镜下套圈全息肉摘除是最佳选择。大于 2cm 的无蒂息肉最好手术切除。带蒂息肉，蒂的直径小于 2cm 者可内镜下切除，大于 2cm 者以手术切除为好。多发性息肉可分次内镜下切除，有已癌变之虞者以手术治疗为佳。

## 慢性胃炎的病因有哪些？

慢性胃炎是一组由多种病因引起的胃黏膜的慢性炎症。病因有幽门螺杆菌感染，长期饮用浓茶、烈酒、咖啡，长期进食过于粗糙、过冷、过热食物导致的损伤，非甾体抗炎药、烟草、胆汁反流等化学性损伤，自身免疫性损伤、门脉高压、心力衰竭、营养不良，过敏反应等。累及部位有胃窦、胃体或全胃。胃镜下可以在胃的不同部位发现黏膜充血、水肿、糜烂、皱襞萎缩、黏膜下出血点、血管纹可见等。活组织病理检查可发现黏膜炎症细胞浸润等慢性炎症表现，有粒细胞浸润者为活动性胃炎；萎缩性胃炎常可发现腺体萎缩、肠腺化生、不典型增生等。

## 慢性浅表性胃炎怎样治疗？

慢性浅表性胃炎如果没有症状不必治疗。有症状者可以对症治疗：上腹部痛，进食缓解或有反酸烧心者可以选择制酸药如雷尼替丁等；餐后饱胀或早饱者可用胃动力药如吗丁啉等。症状缓解后2～4周可以停药，症状复发还可再用。有些患者喜欢延长用药时间，希望除去“病根”。其实浅表性胃炎多没有“根”，情绪波动、受凉、不良生活习惯如酗酒、吸烟、刺激性食物等是症状复发的主要原因，克服这些不良因素是防止复发的关键，不可过分依赖药物。关于该病的饮食问题，除了要克服上述不良生活习惯以外，再没有什么特殊要求，主要应该遵从个人生活习惯。确实有某种食物可引起症状发作或使症状加重者可以避免，如果没有不要盲目听信别人的经验去限制饮食。

慢性活动性胃炎或糜烂性胃炎，伴幽门螺杆菌阳性者应予根除治疗。上述对症治疗可以适当延长。

疣状胃炎属浅表性胃炎范畴，胃镜下可见多个直径为5～10mm的丘疹样隆起，中心糜烂，主要分布在胃窦部，活检病理有淋巴细胞浸润。病因不清，可能与免疫因素有关。制酸治疗有效。

## 慢性萎缩性胃炎怎么治疗？

慢性萎缩性胃炎，又称多灶性萎缩性胃炎，或B型胃炎。诊断主要依靠胃镜下活检病理检查结果。体萎缩、肠腺化生、不典型增生等皆可能经恰当治疗逆转或消失，中、重度者逆转虽可能有困难，但经随访可以发现早期胃癌。因此，对慢性萎缩性胃炎的治疗和长期随访有两重意义：其一是控制或减轻症状，提高患者生活质量和健康水平。其二是达到预防胃癌目的或把胃癌诊断提早到可以根治的水平。长期随访和适当的治疗可能会获益更大。

自身免疫性胃炎又称A型萎缩性胃炎。国内较少见。

## 结肠息肉有几种？ 如何治疗？



结肠息肉可以见于不同年龄患者，但中老年人更常见。70岁可能是检出率的高峰。根据组织病理学性质可将大肠息肉分为2类：肿瘤性息肉和非肿瘤性息肉。前者称为腺瘤，与癌症关系最为密切；后者包括3种：错构瘤，很少发生癌变；炎性息肉，与大肠黏膜炎症有关，部分可演变成腺瘤，可以是单发，也可以是多发。在腺瘤基础上也可癌变；化生性息肉，老年人多见，好发于直肠和乙状结肠，多数较小，组织学病理接近正常。单发一般不癌变，多发者有少数可合并腺瘤或癌。

结肠息肉如何治疗？大肠息肉多无症状，常常是因便秘、腹泻、便血、黏液便等行结肠镜检查时发现。由于在结肠镜下很难区别息肉的病理性质，故大肠息肉一经发现，即应摘除，并送病理检查。单发息肉或圆形小息肉直接用活检钳钳除即可；大的息肉或带蒂息肉可采用套圈电凝摘除，标本送检病理。

## 什么是溃疡性结肠炎？

溃疡性结肠炎是一种病因尚未完全明了的疾病，在我国发病率较国外相对较低。溃疡性结肠炎可发生于任何年龄，老年患者约占全部病例的10%～15%。该病主要临床表现有腹泻伴有脓血便，下腹部或左下腹疼痛、里急后重，腹胀等。可有发热等多种胃肠道外症状。结肠镜可发现肠黏膜多发性糜烂、溃疡和假性息肉等。

## 溃疡性结肠炎怎样治疗?

溃疡性结肠炎患者更应该重视支持治疗，注意休息、重度患者要绝对卧床。进食高营养、容易消化和吸收、无渣食物。适当限制蔬菜、水果和高纤维素食物。及时纠正水电解质紊乱、营养不良、贫血和低蛋白血症等。继发感染者可适当选择抗生素。皮质激素对重症者可选用，但长期应用可能造成严重副作用，故必须慎重。水杨酸制剂如柳氮磺胺吡啶或柳氮磺胺二甲嘧啶等可选择使用。中毒性巨结肠、大量出血内科治疗无效、急性穿孔和机械性肠梗阻者应急诊手术。病程 10 年以上怀疑癌变、瘘管形成者也可考虑择期手术。

## 什么是缺血性肠病?

正常人胃和十二指肠的血液供应来自腹腔动脉，罕见缺血性病变。小肠和右半结肠血供来自肠系膜上动脉，左半结肠血供来自肠系膜下动脉。都有相应同名静脉伴随，因侧支循环丰富不容易发生缺血性病变。但是老年人由于动脉硬化或疾病引起肠系膜动脉或静脉闭塞的几率增加，发展到一定程度或累及到一定范围时，即可导致一过性或持久性的肠壁缺血性疾病。缺血性肠病最常见的原因是动脉粥样硬化。

## 什么是急性肠缺血?

急性肠缺血是指肠系膜上、下动脉栓塞或血栓引起的不同肠段的急性缺血，导致腹痛、腹泻和便血，迅速发生肠梗阻、肠穿孔和腹膜炎等的一组疾病。50 岁以上中老年人患者多见。

多数临床表现笃重、凶险，诊断治疗困难，死亡率甚高。早期预防、早期诊断、早期治疗非常重要。

### 慢性肠缺血有哪两种？

慢性肠缺血有两种：缺血性肠绞痛和腹腔动脉压迫综合征。后者主要是指腹腔动脉受周围组织压迫引起反复发作的上腹痛，多需手术治疗。因主要发生在年轻人，这里不做重点介绍。

缺血性肠绞痛是由肠系膜动脉血流不足所致，90%由动脉粥样硬化引起。主要表现是进食后腹痛，饱餐后症状更重。常于进餐后10～15分钟开始，逐渐加重，达到高峰后又逐渐减轻，1～3小时内逐渐减轻缓解。疼痛常位于上腹部，多为绞痛，有时向背部放射，蹲位或俯卧位减轻或缓解。患者常因恐惧进食而消瘦。有的伴腹胀、便秘或腹泻、脂肪泻和间断呕吐。多伴有心、脑或周围血管供血不足的表现。

### 什么是胃肠道憩室？

胃肠道憩室是不同原因引起的胃肠道壁局部向外突出的囊袋状改变。有的是先天性发育不良或肌层缺损等所形成。也有的是后天胃肠道动力异常、腔内压力增高，或肠壁结构改变使弹力减弱，或外在组织粘连或疤痕收缩的牵拉等因素所引起。又分为真性憩室，即憩室由全层胃肠道壁构成，假性憩室仅有黏膜和黏膜下层构成。胃肠道各个部位皆可见，以结肠和十二指肠较多见。由于发病的具休部位不同，临床表现有异。

## 胃肠道疾病用药要注意些什么？

1. 尽可能在诊断明确的基础之上用药。

除非病情紧急需要抢救，皆应在诊断明确后用药，包括主要疾病、伴随疾病等。千万不可盲目使用药物。

2. 要注意老化和疾病对药物的代谢、药理作用、排泄和副作用的影响。

由于老化和疾病使老年人肝肾功能皆有所下降，势必对药物代谢和排泄产生影响，有可能增强或消弱药物的药理作用或毒副作用。因此，老年人用药要尽可能做到品种简洁，主次分明。

3. 用药既要考虑适应症也要考虑禁忌症。

药物的作用常常是多方面的，对某一器官有良好作用的药物，对另外一个器官可能有不良影响。

4. 用药剂量要讲究。

用药剂量要充分考虑其生理和疾病等的特点，有些药宜从小剂量开始，有些关键性药物，特别是经肾脏排泄的药物，最好先测血肌酐，根据肾功能情况指导用药。医患双方密切合作就更显重要。

5. 要注意药物之间的相互作用。

要针对多个疾病，常需要多种用药，药物之间相互作用在所难免，有的可以是协同或强化，有的则是拮抗，有的可增加毒副作用，产生不良影响。如维生素 C 和普鲁本辛可减弱红霉素抗菌效能，不宜合用。普鲁本辛有可能增加地高辛的毒性不宜合用。

6. 要正确认识药物的毒副作用。

无论哪种药物都可能有副作用，发生率一定是较低的，如果发生率很高或有严重反应，此药必会被淘汰。敢列出不良反应的药物多是较成熟的药，一般不是不能服用的理由。对每一个具体人来说服某种药是否发生副作用，目前尚不可预计，以前服用过没有副作用或根本没有用过的药物，大多数还是安全的。而且，在了解所服用药物可能发生的副作用后，会更有利于及时地发现药物的不良反应，及时处理。

一旦出现副作用就应停药。记住药名、保存记录，以备医生分析原因，作进一步处理参考。

## 大便怎样才算正常？

正常粪便由已经消化的和消化不全的食物残渣、消化道分泌物、大量细菌和水分组成，可随食物种类、数量及消化器官的功能状态而不同。从大便的量来说，正常成人在一般饮食条件下，大多每日排便一次，其量约为100～300克，以摄取细粮及肉食为主者，粪便细腻而量少，进食粗粮特别是多量蔬菜后，因含粗纤维质多而粪便量增大。若胃肠、胰腺有炎症或功能紊乱时，因分泌、渗出及消化吸收不良而使粪便量增多。患慢性肠炎、胰腺疾病，特别是直肠癌溃烂继发感染时多有恶臭。

## 什么叫便秘？

所谓便秘，是指排便不顺利的状态。包括排便次数减少（少于3次/周）、粪便量减少（少于35g/日）、粪便干结、排便费力、排便时肛门直肠阻塞感、借助手法排便或排便不尽。

可见，便秘并不仅表现为排便次数的减少，还表现为排便困难（排便费力、大便排空不畅、大便硬结或排便时间长）。

## 什么是功能性便秘?

功能性便秘是指由于生活规律改变、情绪抑郁、饮食因素、排便习惯不良、药物作用等因素所致的便秘。例如外出旅行的人，由于生活规律、周围环境的改变，以及劳累等因素的影响，多会出现便秘，这种便秘则属于功能性便秘。功能性便秘，均可通过生活规律化，合理饮食、调畅情志、养成良好排便习惯以及去除其他病因等手段达到治愈便秘的目的。

## 什么是顽固性便秘?

1. 顽固性便秘是非手术治疗不能奏效，以及药物治疗不能治愈的一类疾病。

2. 顽固性便秘是由于先天结、直肠解剖结构变异而在不同年龄段逐渐产生排便困难的一类疾病。

3. 顽固性便秘的实质是慢性的不全性的肠梗阻，因其梗阻部位不同，而分类为结肠型、直肠型、混合型。

4. 顽固性便秘不是功能性而是有明显器质性改变的结、直肠病变。

## 便秘常见的原因是什么?

便秘其实是一种多科疾病，饮食、疾病、药物、精神等因素都可能导致便秘。但主要原因可归结为两种，一是器质性病变引起的便秘，如肿瘤、炎症、结核、息肉等；二是功能性便秘，各种因素导致的结肠动力功能低下，排空紊乱，肠道蠕动功能减退等。

## 哪些药物可以引起便秘?

可引起一般便秘的药物有：安定类、抗颠痫药、非甾体类消炎镇痛药、抗高血压药（钙离子拮抗剂和利尿剂）和部分沙星类药物。

可引起严重便秘的药物有：抗精神病中的氯丙嗪、甲芬那酸、氟派啶醇等；消化道用止泻药洛哌丁胺（易蒙停）和鸦片、吗啡、可待因以及东莨菪碱和氯硝西泮等。

另外，有些老胃病患者，在胃痛、“反酸”、“烧心”等症状发作时，常常嚼服胃舒平，胃舒平的主要成分是氢氧化铝，可缓解因胃酸过多引起的上述症状，但是长时间服用，氢氧化铝会和胃酸形成氯化铝，该物质不溶且容易吸附杂质，易致便秘。但前提是要长期服用，一般短期用药不会出现便秘。其他如磷酸铝凝胶、铋剂等胃黏膜保护剂也会出现便秘表现，选择用药时要加以注意。

特别需要注意的是，不少人喜欢服用大黄、番泻叶、果导片等药物改善便秘症状。刺激性泻药长期使用会造成结肠黏膜下神经丛萎缩，应激性退化，造成缺乏便意的恶性循环。虽然加大药量，可直肠反射感受降低，结肠功能紊乱，形成药物依赖性便秘。

## 哪些疾病会引起便秘?

**肠道病变**

主要指结肠、直肠、肛门器质性和功能性病变。包括：

1. 结肠器质性、功能性病变：如结肠肿瘤、结肠扭转、结肠憩室炎、肠结核、克罗恩病、缺血性结肠炎、吻合口狭窄、肠套叠、肠粘连及不完全性肠梗阻、结肠冗长、先天性巨结肠、结肠无力等。

2. 直肠肛管出口梗阻：直肠肛管狭窄、肛裂、痔、直肠外脱垂、直肠内套叠、盆底痉挛综合征（单独或合并直肠孤立性溃疡）、直肠前突、巨直肠等。

**肠道外病变**

1. 精神病及神经性病变：精神病、抑郁症、神经性厌食、中枢神经系统病变（脑肿瘤、帕金森氏病）、骶神经或脊髓损伤，神经缺损，脊髓肿瘤等。

2. 盆腔病，如子宫内膜异位症等。

3. 内分泌异常与代谢性疾病：如甲状腺功能低下，高钙血症、糖尿病、尿毒症、铅中毒、卟啉病、垂体功能下降。

4. 水电介质平衡失调：如大量出汗、腹泻、呕吐、低钾血症、失血或发热后，原发或继发性脱水，可代偿性地使粪便干燥。

5. 肌病：如皮肌炎、硬皮病等。

6. 患有肺气肿、肺心病的老人屏气能力差，患心力衰竭、心肌梗死、高血压的老人排便时不敢用力，卧床的老人对排便的体位不适或不习惯在床上排便等，均可引起便秘。

## 哪些不良习惯导致了功能性便秘？

**不合理的饮食习惯**

经常食用加工过于精细的米、面，不吃粗粮，蔬菜、水果吃得太少导致膳食纤维摄取不足可以形成便秘。进食量过少，肠道中不能产生足够的食物残渣刺激肠蠕动可导致便秘。这种情况在厌食患者、胃肠道手术后长期不能正常进食的患者中经常出现。一些老年糖尿病患者过分节食，造成便秘的现象也屡见不鲜。另外，辣椒等辛辣之物食用过多、烈性酒喝得过多，导致胃肠积热，损伤津液也能出现便秘。有些高脂血症的朋友不吃或很少吃油，不但猪油、牛油、羊油等动物脂肪不敢吃，花生油、葵花油、香油等植物油也不敢吃，造成粪便过于干涩难于排出，而形成便秘。有人偏爱肉类食品、油炸食品等不好消化的食物，也容易发生便秘。

**不良排便习惯**

因为排便属于神经反射性生理活动，所以人能通过有意识的排便动作促进粪便排出体外。如果没养成定时排便的良好习惯，就不能建立正常的人工反射条件，肠道不能按时接受排便信号，会使粪便在肠道停留时间过长，造成便秘。再者，如果条件许可，需要大便时就要及时排便，不要硬憋住不拉。有的时候，人们虽然有了想大便的意识但正忙于做某件事，强忍住不去上厕所。这时直肠内的粪便只好重新退回乙状结肠和降结肠，粪便中的水分又会被吸收掉一部分，使粪便变干，造成便秘。

**精神因素**

因精神抑郁或过分激动，不良的生活习惯，睡眠不足，使结肠蠕动失常或痉挛而引起便秘。

**其　他**

经常服用泻药或洗肠等，使直肠反应迟钝失去敏感性而造成便秘。

## 直肠前突会引起便秘吗？

直肠前壁薄弱是女性生理解剖的特点，也是直肠前突的主要病因。便秘的形成是由于直肠下段相对狭窄如直肠瓣过宽，直肠黏膜脱垂，内括约肌失驰缓，肛管狭窄等诸多因素导致排出道障碍，由于直肠后壁有骶尾部骨性或韧带等支撑，大便只能向前方薄弱处形成冲击，男性直肠前壁组织亦较致密，只有女性直肠阴道隔较薄弱，形成直肠前突，容易造成便秘。直肠前突是女性出口梗阻的特有X线征象，治疗以疏通排出道为主，即解决直肠黏膜脱垂，直肠瓣过宽，内括约肌失弛缓，肛管狭窄后，直肠前突可减轻甚至消失，便秘症状缓解。

## 直肠黏膜脱垂会引起便秘吗？

直肠黏膜脱垂是出口梗阻便秘中最常见的一种，与直肠任何原因的狭窄有关，特别是直肠的变异有关。由于直肠相对内径的狭小，排出道阻力增加，对直肠黏膜的磨擦力也增加，在过度用力排便的前提下，形成黏膜与直肠肌层分离，在直肠和肛管颈部形成皱折或堆积，大便可堆积于上，排便呈挤牙膏状，有时甚至形成粪块塞。

## 大肠癌的早期症状有哪些？

近年来，大肠癌（包括结肠癌、直肠癌）的发病率在世界各地都有上升的趋势。而早期发现、早期就诊是治疗结、直肠癌的关键。但是，由于大肠癌缺乏典型的临床表现，患者从发现症状到就诊，往往浪费了许多宝贵的时间，失去了治愈的最佳时机。大肠癌的早期症状包括：

1. 大便习惯改变（大便次数增加或腹泻、便秘），显然符合这种情形。

2. 大便带血（容易与痔混淆）或呈黑色。

3. 大便变细。

4. 里急后重（大便后仍有便意）。

5. 间断腹部绞痛。一旦发现这些症状，患者应尽快到医院就诊。

### 便秘常有哪些临床表现？



便秘本身不是一种独立的疾病，而是可由多种疾病在消化道表现出来的一组症状，故有便秘症状的患者，其临床表现可从下面三方面加以认识：

**导致便秘的原发病的相应表现**

如大肠癌可有粘液血便、肿块；慢性肠套叠可有腹痛、包块；肛裂可有排便疼痛、鲜血便；脊髓肿瘤可有神经定位体征；甲状腺功能低下可有畏冷、粘液水肿等。

**排便障碍的表现**

自然便次少，少于每周 3 次，粪便量少，自然排便间隔时间延长，并可逐渐中重；排出困难。可分为两种情形。一种为粪便干硬，如板栗状，难以排出；另一种情形是粪便并不干硬，亦难以排出。比如有的患者自觉肛门上方有梗阻感，排便用力越大，这种梗阻感越强烈，迫使患者过度用力，十分痛苦。部分患者觉直肠内胀满，尾骶部疼痛，排便不全。上述症状称为出口阻塞症群。这些患者中，多数（占 90.0%）有正常直肠型便意，且便意频繁，每次排便时间延长，平均为 23±16 分钟，最常者每次排便达 2 小时。

**伴发症状**

除前述原发病的特征性表现外，对于那些常规检查未发现明显异常的患者，常见的伴发症状腹胀、腹痛、口渴、恶心、会阴胀痛。多数患者均有心情烦躁，部分患者还有口苦、头痛、皮疹等。少数患者表现为神经质，个别有自杀倾向。

## 便秘有哪几种？

便秘是由多种疾病的病理过程引起的一种复杂症状，而不是一个独立疾病。因此凡有便秘症状者，应进一步排除有否引起便秘的各种器质性疾病。根据肠道不同部位的病变，可将便秘分为以下3型：

**结肠迟缓型便秘**

为慢传输型便秘范畴。在临床上以结肠传输功能障碍多见，肠道内容物通过缓慢，可以通过结肠传输实验来诊断。常见的病因有痉挛性结肠、肠易激综合征、结肠运动迟缓无力等，后者是老年人慢性习惯性便秘常见原因，亦即是结肠迟缓型便秘。慢传输性便秘的原因还有乙状结肠冗长、先天性巨结肠、继发性巨结肠，结肠肿瘤有时也可发生这种类型便秘。

**直肠型便秘**

亦称输出梗阻型便秘。是指结肠上部排便正常，但在直肠肛门部排便发生了障碍。其机理为排便时肛门内压力升高，此时患者的肛门不仅不松弛，反而紧张，造成排便困难。另外，这类患者还存在直肠感觉迟钝，即直肠内虽有粪便，但无感觉，没有排便反射。

**混合型**

亦即为前述两型合并存在：以上两种类型的便秘可互为因果，慢传输型便秘因粪便干结，排便困难而长期用力排便，可造成盆底功能障碍而致出口梗阻型便秘；直肠型便秘因重复排便不尽，排便用力，并长期服用泻剂，造成肠道对泻药的依赖，泻药剂量越来越大，泻药使结肠功能发生改变，导致结肠迟缓型便秘。

## 中医把便秘分几种?

便秘让人苦恼不已，一些自主购买的清肠排毒的药物或保健品缓解一时症状，达不到治本的目的，如果用药不当，更会对身体造成伤害。中医一般将便秘分为实秘和虚秘两大类，其中实秘又可细分为热秘和气秘，虚秘可细分为气虚秘、血虚秘、阴虚秘、阳虚秘等。

**热 秘**

主要表现为大便干结，小便短赤，面红心烦或口干、口臭，腹满胀痛，舌红苔黄。此型病人应忌食辛辣厚味，如辣椒、姜、羊肉、狗肉、酒等，应该多吃清凉润滑的食物，如梨、黄瓜、苦瓜、萝卜、芹菜、莴苣等。

**气 秘**

表现为排便困难，腹部胀气甚至胀痛，这类患者应少吃白果、莲子、芡实、栗子、石榴等具有收敛作用的食物，多吃能行气、软坚、润肠的食物，如橘子、香蕉、海带、竹笋等。《食医金鉴》中的郁李仁粥，就适于气秘者，颇有效果。可用郁李仁 10～15 克，粳米 100 克，将郁李仁捣碎，同粳米煮粥，代早餐服食。

**虚 秘**

虽有便意，但排便困难，使劲用力则汗出气短，便后疲乏；阳虚秘主要表现为大便干或不干，排出困难，腹中冷痛。这类人应少吃有顺气作用的食物，如佛手、萝卜、杏仁、芥菜、橘子等；宜多吃健脾、益气、润肠的食物，如山药、扁豆、无花果、胡桃、芋头等。

**血虚秘**

是大便干燥，面色无华，心悸眩晕；

**阴虚秘**

大便干结如羊屎状，形体消瘦、心烦少眠、盗汗等症状。

血虚、阴虚的患者，应忌辣椒、羊肉、五香调料等，以免加重便秘；宜用滋阴养血，润燥之物，如桑葚、蜂蜜、芝麻、花生等。

## 便秘患者为什么会肚子痛？

便秘患者肚子疼的原因比较复杂，有可能是急性病变造成的，应该立即到医院认真检查，特别是骤然间出现腹部剧烈疼痛时更不能耽搁以免发生危险。便秘患者肚子疼痛可能是以下病症造成的。

1. 肠梗阻。肠道蛔虫、肿瘤、由干燥粪便形成的粪石，以及其他原因造成肠梗阻时，患者可出现腹痛、腹胀、恶心、呕吐等症状。如果肠道的某一段发生完全梗阻，患者不仅大便根本不通，也不能排气。如果肠道某一段发生部分梗阻，可能造成排便困难，但还能排气。因此，可以根据是否能排气估计肠道是完全梗阻还是部分梗阻。

2. 急性胰腺炎、急性阑尾炎、克隆病、肠易激综合征等可使患者出现腹痛、呕吐等症状，同时可能出现便秘。

3. 增殖型肠结核造成肠道狭窄时可出现腹痛、腹胀、便秘。

4. 泌尿系结石时患者可能腰痛、排尿异常，同时伴有腹胀、排气排便困难现象。

5. 患有腹部肿瘤、卵巢囊肿、胃下垂等疾病时可能出现腹痛、便秘。

## 便秘出现哪些伴随症状要及时就医？

偶尔发生的一次或两次便秘可以不去看医生，也不必紧张，多吃一点富含纤维素的蔬菜、水果，改善一下饮食结构，或者自己吃一点温和的泻剂就可以解决问题了，但是如果出现我们在下面谈到的这些症状就应该及时去医院就诊了。

**便秘伴有腹痛**

便秘伴有明显的腹痛，首先需要排除是否存在肠道梗阻。完全性肠梗阻的典型症状有腹痛、腹胀、恶心、呕吐、肛门停止排气。有时还可以看到腹部膨隆胀气、肠型，听到活跃的肠鸣音或者肠鸣音完全消失，腹部有明显的压痛，有时甚至可以摸到包块。

**便秘伴有腹部包块**

便秘伴有腹部包块可能有3种情况、粪块、痉挛的结肠或结肠肿瘤。如果，包块呈条索状，解便后消失，往往是粪块，不必惊恐就医；如果，包块呈腊肠形状，表面光滑，揉压可以消失，往往提示是痉挛的结肠；如果，包块质地硬、位置固定，无论是排便后还是揉压包块都不能使之消失，这种情况千万不能掉以轻心，应该及时去医院就诊，进行必要的检查，以明确是否为结肠肿瘤。

**便秘伴有消瘦**

便秘伴有消瘦是一个不可忽视的重要症状。如果同时出现贫血，大便性状的改变，应该考虑结肠肿瘤的可能，必须及时到医院做检查。人到中老年时，出现便秘同时伴有消瘦，且有糖尿病家族史者，应该去医院查血糖，了解有无糖尿病，以便及时治疗原发疾病。

**便秘与腹泻交替出现的现象**

便秘与腹泻交替出现的现象，即时而便秘，时而腹泻。这种情况可见于肠道功能紊乱性疾病——肠易激综合征，也可以发生在肠结核或者克罗恩病患者身上。肠易激综合征是一种以腹痛或腹部不适伴排便习惯改变为特征的功能性肠病，多有精神因素和感觉异常，病程长达数年至数十年，但全身健康状况却不受影响。肠结核往往有右下腹痛、包块、结核中毒症状(午后低热)、消瘦、贫血和肠道外结核的症状等，抗结核治疗有效。克罗恩病也可以有上述类似的症状，明确诊断主要依靠X线及肠镜检查，病理活检可以确诊。

**便秘伴大便性状改变**

大便黑色，柏油样，大便隐血阳性，提示消化道出血。大便形状变细，警惕大肠肿瘤。血便也是大肠癌的一个突出表现。但是，鲜血滴在大便的表面应该与痔疮出血、肛裂鉴别。粪便坚硬如块粒，状如羊粪，可能是结肠痉挛后的大便。

## 为什么便秘患者有时伴有腹泻?

腹泻与便秘是一对症状相反的疾病。临床观察发现，不少存在着持续腹泻后，泻被止住了，但便秘又来了；或者几日不排便，一旦排出后，接着腹泻又不可收拾。为什么便秘患者有时便秘与腹泻交替出现呢？常见原因如下：

1. 食物进入人体后，经过消化系统的消化作用，养分被机体吸收利用，剩余的残渣和废物在肠道形成粪便。在粪便形成过程中，如果肠道蠕动快，粪便移动迅速，粪便中的水分被小肠、大肠吸收较少，粪便就会比较稀薄，形成腹泻。相反，如果由于各种原因造成肠道蠕动迟缓，粪便移动缓慢，粪便中的水分被小肠、大肠吸收较多，粪便就会变得干硬形成便秘。因此，肠易激综合征、肠结核、物神经功能紊乱等患者，若出现肠道运动失常现象时，肠道运动不规律，肠蠕动加快时出现腹泻而肠蠕动减慢时又出现便秘。

2. 便秘患者服用某些食物（例如香蕉）或某些药物（例如泻药）时可能腹泻，停用这些食物或药物往往又会便秘。

3. 便秘患者使用灌肠术通便时可能出现腹泻，停用灌肠术后又出现便秘。

## 大便为什么前干后稀？

胃病、消化不良、神经官能症等患者，如果粪便已经被运送到直肠但较长时间没有排出，会因其中的水分被过度吸收而变得干燥。这些患者胃肠功能容易发生紊乱，当某种因素使肠蠕动忽然加快，结肠部分的粪便移动速度随之加快，以致粪便中的水分尚未被充分吸收便被迅速推到直肠，使直肠充盈，让人产生急于排便的感觉，这时就会出现粪便前一段干燥，后一段较稀、较软的现象。

## 大便不干为什么仍会有排便困难？

大便不干而排便困难者临床也不少见，有的患者将此理解为便秘而服用通便药，虽然服通便药后大便会变得畅快些，但停药后症状照旧，甚至排便更困难，时间长了还会形成对通便药的依赖，治疗更加困难。如此形成恶性循环。这类大便不干的排便困难多是由于肛管直肠部位的功能异常或肛管直肠的炎症而引起的。肛管直肠的功能异常常见的病症，主要有耻骨直肠肌痉挛综合征、直肠前脱、直肠黏膜内脱垂、盆底下降综合征，一般将这类便秘统称为功能性出口梗阻性便秘。

## 便秘会导致哪些疾病？

便秘是万病之源，可引起以下疾病：

1. 肛肠疾患：排便困难，粪便干燥，可直接引起直肠炎、肛裂、痔等；因便秘而使肠内致癌物长时间不能排除，严重便秘者约10%患结肠癌。

2. 胃肠神经功能紊乱：粪便潴留，有害物质吸收可引起胃肠神经功能紊乱而致食欲不振，腹部胀满，嗳气，口苦，肛门排气多等表现。

3. 胆结石：正常人每天要从大便中排泄相当数量的胆固醇，而便秘者胆固醇的排泄受阻，易在胆囊中沉积形成胆结石。故临床中便秘者患胆结石人数多。

4. 诱发大肠癌和乳腺癌的发生。

5. 高血压：由于便秘使胆固醇排泄受阻，血液中胆固醇含量上升，血管易受胆固醇侵袭而发生硬化，血管硬化管径变细，外周阻力增加便引发高血压。老年患者还会因便秘，在排便时用力过猛而诱发心脑血管疾病发作：如诱发心绞痛、心肌梗塞发作、脑出血、中风猝死等。

6. 痤疮：青年中患痤疮（青春痘）的男女均有，临床发现患痤疮有便秘者占多数。这是因为便秘者粪便中的有害物质吸收过多，就易患痤疮。

7. 头痛：有人发现患偏头痛的女性和血管性头痛患者，患便秘者很多。这是因为便秘者体内毒素吸收增加，血液因此混浊，血黏度增加，脑血管供血不良易引发血管头痛和失眠、易怒、烦躁不安等症状。

8. 形成腹疝：便秘时，因排便用力过大，腹内压突然增高，腹内脏器如小肠等经腹壁薄弱处向身体表面突出，可形成腹疝。

9. 老年痴呆症。

10. 妇科附件炎。

综上所述，便秘的害处实在不小，患者应该引起重视。

## 为什么说便秘是痔疮发生与发作的重要因素?

直肠内的干燥粪便，不仅对人体健康有害，而且对直肠和肛门部的血液循环甚为不利。尤其当这些干燥的粪便经肛门排出时，由于承受较强的挤压力往往会使肛门部的血管扩张、血流瘀滞。有的甚至会造成肛门裂伤而引起出血等，从而形成血栓性外痔。由于病人畏惧排便时引起的肛门疼痛与出血而久忍大便，既加重了便秘，又造成排便习惯的紊乱，加重了排便困难症状。

另一方面，由于排便时间过长，排便更加费力，可使腹压增高，肛门直肠部充血，痔静脉曲张，久之则会使痔静脉内压力上升，痔静脉曲张、扩大而产生痔疮。如果本来就有痔疮的，则由于腹压的长期上升，会破坏肛垫的支持结构，肛门血管垫失去支持而下移，从而更进一步加重痔疮，引起痔核的脱出和内痔嵌顿等。由此可见，便秘不但可引起痔疮或加重痔疮，反过来，痔疮的出血与疼痛也可引起便秘或加重便秘，从而形成恶性循环。可见，便秘与痔疮的发生、发展等变化有着非常密切的联系。

## 便秘为什么能“促进”癌的生长?

**诱发大肠癌**

美国医学家对大肠癌患者和非大肠癌患者的对比跟踪调查发现，有便秘史者的大肠癌发病率是正常人的四倍多。原来，人的粪便中含有一种致癌物，医学上称为“二级胆酸”，它来源于肝脏分泌的胆汁，并驻留于粪便中，便秘者肠腔中的“二级胆酸”长期与肠黏膜接触，便增加了其不断刺激黏膜的机会。除了“二级胆酸”以外，粪便中还有许多被消化以后的食物残渣和细菌。由于便秘，细菌产生的毒素以及被细菌酵解的有毒产物长时间停留在肠腔，对肠黏膜的刺激和部分水溶性物质的吸收均对人体有不利的影响。为此，养成定期排便的习惯，防止便秘的发生，在大肠癌的预防上也有一定意义。

**诱发乳腺癌**

美国加利福尼亚大学的医学专家对1418名妇女进行乳房疾病调查时发现，排便习惯与乳房细胞发育的情况有关。每周大便少于两次且持续两年以上的女性，患乳腺癌几率明显高于正常女性。这是因为长时间存留的粪便，在部分肠道细菌作用下会分解产生有毒物质，影响内分泌调节，进而导致内分泌紊乱，造成乳腺增生。专家们用吸乳器吸出乳汁及分泌物，然后进行细胞学检查，结果表明，乳腺细菌发育异常者在有便秘史的妇女中占23.2%，专家们还观察到，乳房细胞发育异常，大都表现为乳腺导管上皮的不典型增生，而这种不典型增生是乳腺癌的癌前病变，极易发展为乳腺癌。

## 糖尿病患者为什么最怕便秘?

对于糖尿病患者而言，便秘可能是致命的。高血压和高血糖是造成糖尿病患者失明和心梗的高危因素，令人想不到的是，如此严重的后果往往是便秘引起的。

糖尿病的病程较长，植物神经病变可导致顽固性便秘。排便是机体“清理垃圾”的过程，长期便秘可使“垃圾道”堵塞，导致毒素吸收。人在用力排便时，血压水平较平时可高一倍，糖尿病患者多有视网膜微血管瘤或新生血管，瞬间的高血压可造成血管破裂，引起视网膜出血，导致失明。相当多的糖尿病患者伴有冠状动脉和脑动脉硬化，便秘可造成血压急剧升高，心脏负荷加大，诱发急性心梗、中风的几率大大增加。所以糖尿病患者出现便秘时一定要找医生治疗，家属也可以采取灌肠的方法为病人清洁肠道。平时应该适当调整饮食，多吃富含纤维素的蔬菜，如芹菜、大白菜等。对于长期顽固性便秘的糖尿病患者，可服用麻仁润肠丸等通便药，以保持排便通畅，减少便秘造成的危害。

### 哪些疾病致便秘又便血？

粪便带有鲜血的情况比较复杂，应该到医院进行认真的检查。便秘患者粪便带有鲜血的常见原因有以下几种：

**痔　疮**

患者的痔黏膜或血管被干燥粪团擦破而出血。特点是用力排便时从肛门流血，排便过程中粪便的表面带血，排便后肛门仍可出血，血的颜色鲜红。痔核较小或痔黏膜、血管破损较轻时出血较少，出血可自行停止。病情严重时可能有大量出血，需立即到医院治疗。

**肛　裂**

患者用力排便时肛门小血管破裂而出血。特点是粪便表面带有鲜血或便后擦拭时卫生纸上沾有鲜血，出血量较少，排便时特别疼痛，肛门周围有撕裂一样的感觉。

**大肠息肉**

特点是经常大便带有鲜血，血液可能附在粪便表面也可能混合在粪块中。排便过程中肛门周围没有剧烈疼痛，血色鲜红或淡红，出血量一般较少。患有大肠息肉时粪便不但可能带血，还可能带有黏液或脓性分泌物。

**肠　癌**

患者可能粪便带有鲜血。特点是血液可能附在粪便表面也可能混在粪团中，血色鲜红或暗红。粪便可能带有脓液或黏液。患者同时伴有消瘦、贫血等临床表现。

## 消化道造影检查注意事项有哪些？

1. 消化道穿孔的患者，不要进行采用钡剂作为造影剂的消化道造影检查。身体过于虚弱，无法站立、无法在检查床上移动、无法耐受灌肠的患者，不建议进行消化道造影检查。老年患者最好有家属陪伴。

2. 消化道造影检查需要事先进行一些准备工作。

## 消化道造影应做哪些准备？

上消化道造影、全消化道造影需空腹；小肠造影、钡灌肠需进行肠道准备，具体如下：检查前第 2 天，按食谱吃饭不吃药。检查前 1 天，按以下食谱吃饭并吃药。

早餐、午餐：少渣食物，下列两类食品可选择食用：

1. 馒头、米饭（可加瘦肉或鸡肉）或仅吃馒头加糖。

2. 米汤、面汤、果汁或清瘦肉汤（无渣）或糖开水。下午：2：00、3：00、4：00 各喝一大杯白水（250ml）或糖开水。

晚餐：进流食，素汤面一碗，多加汤，果汁或清肉汤（无渣），不吃奶制品，不吃固体食物（馒头、米饭等）。

检查前 1 天晚餐后，服 50%硫酸镁（40ml）或 20%甘露醇（250ml）后大量饮水。

下午检查者，早晨可吃流质，如豆浆（无固体，无奶类），中午空腹。

以上准备方法，根据不同检查，预约单上会有详细说明，请仔细阅读。硫酸镁等药物，请到临床开单医师处开具处方。

检查前，请配合检查医师除去摄片部位周围影响观察及操作的衣物、饰品等。进行上消化道、全消化道造影检查时，请除去项链、皮带，取出上衣口袋内的金属物品，不要穿着带有金属片、胶印的衣物，女性患者需除去胸罩；进行钡灌肠造影检查时，需除去罩裤，不要穿着带有金属片、胶印的衣物，女性患者需酌情除去胸罩。为了缩短检查时间，方便在检查床上活动，前来检查时请尽量穿着宽松、轻便、易穿脱、不怕污染的衣物及鞋子。

检查过程中，请按照检查医师的指示服用造影剂、屏气及在检查床上移动。全消化道造影需要多次进入检查室内进行摄片，每次摄片结束后，请继续在门外等候下次摄片，待检查医师告知检查结束时，方可离开。

## 结肠镜检查前的准备方法及注意事项有哪些？

行结肠镜检查前的肠道准备法：

1. 甘露醇：检查当日清晨5点依次口服20%甘露醇250ml、0.9%生理盐水500ml、5%葡萄糖500ml，于半小时内全部服下。年轻、体力较好者可继续于1小时内再饮1000ml（糖盐水或清水等均可）。

2. 复方聚乙二醇：用一包（137.5g）或两包溶于2000ml水中，检查当天早3：00～4：00开始喝药，尽量在一个半小时内喝完。

3. 硫酸镁：检查当天清晨5：00左右各喝50%硫酸镁50～60ml，接着于30分钟内饮糖盐水1000～1500ml（速度越快越好）。

4. 灌肠法：此法常用于肠梗阻的患者，一般能将左半结肠清理得比较干净。

5. 便秘患者清洁肠道法：最好于检查前2～3天开始口服缓剂泻，并进低脂、少渣半流食，于检查当日清晨选上述一种洗肠液彻底清理肠道，或者于检查前晚和检查当日清晨各服用一次洗肠液彻底清肠。

## 肠道准备注意事项有哪些？

1. 不要让患者在行检查前日禁食，应嘱其正常饮食，但最好是易消化的食物，忌食香瓜、西瓜等带籽水果以及西红柿、木耳等。

2. 必须于检查当日清晨服用洗肠液，提前服用会导致小肠液进入大肠，无法进行结肠镜检查。

3. 嘱患者服药后多走动。

4. 拟进行结肠镜介入治疗（如息肉治疗）的患者清洁肠道不得采用甘露醇法，应使用复方聚乙二醇等不产生易燃气体的泻药进行肠道清洁。

5. 对于应用泻药后肠道仍不清洁或疑有占位性梗阻的患者，还应给予清洁灌肠，以保证肠道清洁，使结肠镜诊疗顺利完成。

发便秘，顽固性便秘还应检测胃肠道动力与盆底排便生理是否正常，从而选择有效的治疗方式，避免延误病情。

## 便秘的治疗方法有哪些？

### 阶梯治疗

1. 阶梯用药：首先我们对于刺激性泻药的态度是，坚决进行替代治疗，就是通过其他的治疗方式，把正在服用的泻药，形成依赖性的刺激性泻药替代下来，目的在于停止泻药对肠道动力的损伤。其次，如果必须使用泻药，那么首先给予膨胀性泻药（这类泻药主要是纤维素），这类泻药比较安全，基本没有副作用，其次是润滑性和渗透性泻药，这些泻药的副作用相对较小。

2. 阶梯应用：就是先保守治疗后手术。保守治疗主要通过生物反馈、灌肠训练、针灸治疗等途径。如果保守治疗无效且严格符合手术治疗适应征，可以行手术治疗。

**中西医结合治疗**

对于功能性便秘的综合治疗，中医治疗起了很大的作用，中药对消化功能的调理，以及电针促进肠蠕动，改善直肠感觉功能，促进盆底肌肉的放松等效果均非常明显。

**个体化治疗**

个体化治疗即根据每个患者病情的轻重，病程长短不同，表现的症状不同，制定最适合患者的治疗方案。在整个治疗过程当中，反复评估患者的恢复情况，根据评估结果更改治疗方案，由此获得最佳、最快的治疗效果。

## 治疗便秘药物的选择原则是什么？

一方面应当根据便秘的病因、类型和程度来选择适当的通便药物，另一方面应以少有毒、副作用及药物依赖为原则。常选用的如膨松剂和渗透性通便剂（如聚乙二醇、乳果糖、山梨醇）。对慢传输型便秘，还可加用促动力剂，如伊托必利或莫沙必利等。

需要注意的是，对慢性便秘患者，应避免长期应用或滥用刺激性泻剂如番泻叶、大黄、蓖麻油、芦荟、酚酞（果导片）。

对粪便嵌塞的患者，清洁灌肠一次或结合短期使用刺激性泻剂以解除嵌塞，解除后，再选用膨松剂或渗透性药物，保持排便通畅。

开塞露和甘油栓有软化粪便和刺激排便的作用。

复方角菜脂酸能对治疗痔源性便秘有效。中药治疗便秘也有很好的疗效。

## 常用的通便剂有哪些？

**容积性泻剂（纤维素）**

此类泻剂可增加大便的体积，以增强粪便对肠道感受器的刺激，能加速结肠或全胃肠道转运，吸附水分，使大便松软易排出，缓解便秘及排便紧迫感；目前国内常用的容积性泻剂包括艾者思（含欧车前）、非比麸（含麦麸）等，但摄入纤维素制剂较多时会发生胃肠胀气，对于结肠乏力的患者应该填用；补充纤维素后并不能立即显效，应用7～10天后根据具体情况适当加减用量。

**渗透性泻剂**

这类药物具有高渗透特征，口服后在肠内形成高渗状态吸收水分，同时阻止肠道吸收水分，致使肠内容物容积增加，促进肠蠕动。其代表药物为：

1. 糖类渗透性泻剂：乳果糖和聚乙二醇，这类药物疗效可靠，不良反应较少。乳果糖（商品名杜密克）：是一种人工合成的双糖，不被小肠吸收，保留肠腔内的水分，完整到达结肠后转变为乳酸和醋酸，可使粪便软化。因而增加肠内容积和肠蠕动，促进排便，其临床应用较安全，缺点是在细菌作用下发酵产生气体，引起腹胀等不适感。聚乙二醇（商品名福松）：服用后在体内仅起物理作用，既不在肠内被降解，也不改变肠道正常菌群，适用于老年慢性便秘患者。对于合并高血压、心脏病、糖尿病、肾功能不全者，以及痔疮术后，肛裂、长期卧床者同样适用。

2. 盐类渗透性泻剂：如硫酸镁等。由于盐类渗透性泻剂的导泻作用迅速、强烈，长期服用容易引起电解质紊乱等不良反应，故不宜长期治疗，尤其是合并心功能不全、慢性肾衰或高镁血症患者不宜服用。

3. 刺激性泻剂：这类药物主要包括含蒽醌类泻药和多酚化合物，前者包括大黄、番泻叶、芦荟等，后者则包括酚酞（又称果导）、比沙可啶（又称便塞停）等。这些药物通过刺激结肠黏膜及肌间神经丛、增进肠蠕动和黏液分泌，从而促进排便。

4. 润滑性泻剂：又称大便软化剂，此类药物的主要功能是润滑肠壁，软化大便，使大便易于排出，如液体石蜡等。这类药主要的缺点是口感差，作用弱，长期应用会引起脂溶性维生素吸收不良。

5. 灌肠剂和栓剂：如开塞露和甘油栓，能润滑并刺激肠壁，软化大便，使其易于排出。主要适用于大便干结难以排出的老年患者。

6. 益生菌：口服益生菌制剂后，可改善肠道的微生态环境，对因各种原因导致肠菌群紊乱的患者有益。另一方面，其在肠道内产生的乳酸可以促进肠道运动，加快结肠转运。但其在治疗便秘中的疗效并不肯定，该类制剂可以作为辅助用药。

7. 肠动力药：是通过促进肠蠕动来发挥作用，对慢传输型便秘有效，但常需要与其他药联合使用。

8. 中成药：如六味安消胶囊、麻仁软胶囊、便通胶囊等，均有不错的临床疗效。

了解了各种治疗便秘的药物后，还需要提醒您的是，不应单纯依赖药物治疗，还要从改变生活方式入手，养成良好的生活习惯，适度运动，并可多吃一些富含植物纤维的食物。心理疗法包括生物反馈疗法对于患肠易激综合征的便秘病人往往能收到较好的疗效。对某些长期便秘用了多种药仍疗效不佳者，也可以考虑手术治疗。

## 何时服用泻药效果最佳？

不少患者自行或按医嘱长期、连续服用各种泻剂，其实，一次用泻剂将结肠完全排空后，需3～4天结肠才能重新充满，因此，连续用药是不妥当的。一般泻剂口服后需6～8小时发生作用，故较合理的服药时间应为睡前，这样，次晨起床后或早餐后排便，更符合生理。

## 常吃泻药会成大肠黑变病吗？

便秘病人去医院，为查找便秘原因，一般需要结肠镜检查。大肠黑变病就是给便秘病人做肠镜检查时发现的。肠镜的普及应用使大肠黑变病的检出率近年来明显上升。它是以大肠黏膜色素沉着为特征的非炎症性的良性病变，说它是良性病变是因为消除致病因素后黑变的大肠可逆转。这些病人的共同特点一是便秘病史长，二是长期大剂量的滥用蒽醌类药物如果导、番泻叶、大黄、芦荟等。

现代医学研究认为，长期便秘，久服蒽醌类药物是引起大肠黑变病的主要原因。还有少部分慢性炎症性肠病患者，即使没有使用泻药，也可导致大肠黑变病。治疗大肠黑变病目前没有特效药，随着病程的发展，大肠功能会逐渐丧失，同时增加发生癌变的危险。

## 便秘为什么要慎用番泻叶？

番泻叶是一味中药，其性寒味苦，主治热结便秘，如果服用剂量过大可出现恶心、呕吐、腹痛等症状。番泻叶含有番泻叶甙、大黄酚等成分，具有泻下、抗菌作用，如果服用剂量过大可引起肠道炎症性充血和蠕动，使肠道水分急剧下降，肠内干燥少液，反而加重便秘。

中医认为，番泻叶缓下时用1.5～3克，攻下时用6～10克。用于有大便热结、口干口臭、面赤身热、小便短赤、心烦热、腹胀痛等热邪盛表现的便秘，并要配合一些补液生津药。它虽治标但不治本，能解一时之急，不能长久服用。

## 哪些单味中药治习惯性便秘？

1. 炒莱菔子：炒莱菔子30克，水煎服，每日1剂，治疗老年习惯性便秘有良效。

2. 鱼腥草：取鱼腥草5～10克，用白开水浸泡10～12分钟后，代茶饮，每日饮水量不限。治疗期间停用其他药物，10日为一疗程，停药复发继服仍有效。

3. 决明子：决明子用小火炒至微黄，洗去杂质，晒干贮藏。每次取10～20克，用沸水泡于茶杯内，焖上5～6小时，即可饮之。

## 中药治疗便秘的外治方法有哪些？

大便秘结不通，临床有热秘、冷秘、气秘、虚秘之分，证有寒热虚实之辨。

**配方 1**

大田螺 1 个，食盐适量。用法：共捣如泥敷于肚脐中，外以纱布覆盖，胶布固定，每日换药 1 次。本方有消炎散结，润肠通便之功。

**配方 2**

葱白连须 3 根，生姜 30 克，豆豉 50 粒，食盐8 克。用法：上药共捣如泥成膏，贮存备用。取药膏适量敷于肚脐中，覆盖纱布，外以胶布固定，如没通可重复治疗。本方温经散寒，活血通便，对大便虚秘、冷秘有很好的治疗作用。

**配方 3**

朴硝 6 克，皂角 1.5 克。用法：上药共研细末，用时取少量加水调和成膏，贴敷肚脐中，外以纱布覆盖，胶布固定。每日换药 1 次。本方泻火通便，对热秘疗效较好。

**配方 4**

附子、丁香、各 15 克，川乌、白芷、牙皂各 10 克，胡椒 3 克。用法：共研细末，贮瓶备用。用时取适量药末，再取大蒜 10 克捣烂，又取麝香 0.1 克，与药泥混匀，敷于脐中，外以纱布覆盖，胶布固定。每日 1 次。本方温经通便，对冷秘有疗效。

## 哪些穴位按摩治疗便秘？

**肾俞穴**

取穴：位于第二腰椎棘突下，旁开 1.5 寸处。

方法：同上端坐，两手叉腰，拇指向前按于同侧肋端，中指按于肾俞穴，适当用力按揉 30～50 次。

**足三里穴**

取穴：位于外膝眼下 3 寸，胫骨外侧约 1 寸处。

方法：坐于床上，两膝关节自然伸直，用拇指指腹按在同侧的足三里穴上，其余四指紧附于小腿后侧，拇指适当用力揉按30～50次。

**天枢穴**

取穴：位于肚脐旁开2寸处。

方法：仰卧，双手叉腰，中指指腹放在同侧的天枢穴上，大拇指附于腹外侧，中指适当用力按揉30～50次。

**中脘穴**

取穴：位于腹中线，脐上4寸处。

方法：仰卧于床上，双腿自然伸直，将右手掌心重叠在左手背上，左手的掌心紧贴于中脘穴上，适当用力揉按30～50次。

**关元穴**

取穴：位于腹正中线，肚脐下3寸处。

方法：同上卧姿，用一手拇指指腹放在关元穴上，适当用力按揉30～50次。

**神阙穴**

取穴：即肚脐

方法：仰卧于床上，深吸气使腹部鼓起，摒住呼吸，右手成空掌拍打神阙穴5～10下后，深呼吸。拍打力度以腹部感觉微微震动为度。如此重复2～3次。

以上的自我按摩法能调理肠胃功能，但必须坚持早晚各按摩一遍，手法应轻柔，以腹部为主。此外，还应注意饮食要适量，多食蔬菜、水果，养成每天定时排便的习惯。

## 便秘有哪些心理问题？

由于便秘而引发了心理障碍的人不少。在这些便秘病人中，很多人进入了一种恶性循环的状态：由便秘产生心理压力、精神紧张引发了焦虑、不安，而由于人体排便会受神经系统和内分泌的影响，所以，这些心理障碍反过来又会加重了便秘。

在临床上，专家发现，慢性便秘患者除了有排便困难，直肠肛门胀感、下坠感、便不尽感等症状外，还常有失眠、烦躁、多梦、抑郁、易怒、强迫观念及行为等心理障碍。有的人甚至会因长期解不出大便而痛苦得想自杀。对于这样的患者，认为必须介入心理辅导才能帮助他们解决便秘的问题。所以便秘患者一定要注意心理的健康问题，不要让便秘影响了身心的健康。

## 哪些情况下需采用手术治疗便秘？

一般情况便秘属于内科治疗范畴，但当以下情况出现内科保守治疗无效时可考虑外科手术：

1. 肛管狭窄、肛裂、痔；

2. 直肠内套叠；

3. 直肠前突：在女性中十分常见，但仅部分病人有便秘症状，而且直肠前突的深度与排便困难的程度并无明显的平行关系。只有经过反复、周密的检查，再经 1～3 个月严格的保守治疗，确定直肠前突是引起出口阻塞症状的主要原因，而且保守治疗不能解除症状时施行直肠前突修补手术才能获得预期的效果。

4. 盆底痉挛综合征和耻骨直肠肌综合征：都是因盆底肌（横纹肌）在排便时不能松弛，甚至反而收缩，以致封闭盆底出口，引起排便困难的综合征。

5. 内脏神经病变：先天性巨结肠；特发性巨结肠；结肠

无力：即特发性慢转运型便秘，其外科治疗至今仍是一个困难的问题。

## 哪些生活习惯能有效改善便秘症状？

1. 早睡早起，建立良好的排便习惯。宜在结肠高动力期（早晨起床后或早餐后）起床，随着人由平卧转变为起立活动，会发生直立反射，易出现便意；蹲便时集中注意力；看书、读报等不利于大便时排便反射的持续进行；

2. 选用富含粗纤维的食物，如粗粮、蔬菜、水果等。粗纤维可增加食物残渣，刺激肠壁促进肠道蠕动，使粪便易于排出；

3. 多吃产气的食物，如豆类、薯类、萝卜、洋葱、豆芽、韭菜等，可刺激肠蠕动，缩短食物通过肠道的时间，促进排便；

4. 多选用润肠通便的食物，如蜂蜜、芝麻、核桃、酸牛奶等；

5. 每天要有充分的饮水量，至少 8～10 杯。晨起饮一杯淡盐水或冷开水，能刺激肠蠕动，起到软化粪便的作用；

6. 忌用强类调味品及饮料，如辣椒、芥末、胡椒、浓茶、咖啡等食品。

## 便秘食疗粥有哪些？

便秘是常见病症之一，及时治疗便秘，对保持身体健康和延年益寿具有十分重要的意义。以下介绍几种简便易行的便秘食疗粥：

**牛奶粥**

牛奶 100 克，粳米 150 克，白糖适量。方法：将粳米淘洗干净，下入锅内，用旺火烧开，再用小火煮至半熟，倒去米汤，加入牛奶、白糖，成粥即可。

**无花果蜜糖粥**

大米50克，无花果30克，蜂蜜适量。方法：先把大米淘洗干净，放入锅中加水，等到粥煮开后，就放无花果。喝粥时，可以加点蜂蜜。

**红薯粥**

红薯250克，粳米100克，白糖适量。方法：红薯洗干净，连皮切小块，粳米洗干净，然后把二者放入适量的水里煮粥，等粥煮熟以后，放适量白糖，之后再煮开二三回即可。

**紫苏莱菔粥**

紫苏子、莱菔子、芝麻各15克，研成粉末，粳米100克。方法：同加水煮粥，每日1剂，分2次使用。

**大麦芝麻粥**

大麦100克，黑芝麻50克。方法：先浸泡半日后煮粥，可调蜂蜜早晚食用。

**五仁粳米粥**

芝麻、松子仁、柏子仁、胡桃仁、甜杏仁各10克，粳米100克。方法：将五仁碾碎，放入粳米，加水适量，共煮成粥。服用时加少许白糖，每日早晚食用。

## 习惯性便秘食疗方有哪些？

**香油拌菠菜**

鲜菠菜250克，择净，待锅中水煮沸，加入食盐适量调味，把菠菜置盐水中烫约3分钟取出，加香油适量拌匀服食。

**清蒸茄子**

鲜茄子1～2个，择净后置碟上，加油、盐少许，放入锅中隔水蒸熟可食。每日 2 次。

**素炒绿豆芽**

绿豆芽 500 克，花生油 50 克，精盐 10 克，米醋 10 克，料酒 5 克，葱 10 克，姜 5 克，花椒 10 克。方法：将豆芽掐掉两头、洗净、捞出沥干水，葱切成 3 厘米长段，姜切成末。炒锅置于旺火上，倒入花生油 40 克，烧至七成熟，放入花椒炸出香味，再放葱段、豆芽、姜末，烹入米醋、料酒、精盐翻炒几下，出锅装盘，将剩下的 10 克花生油烧熟后，浇在炒好的豆芽菜上即可。

**海蜇荸荠汤**

鲜海蜇 100 克（干品 500 克），荸荠 150 克去皮，切成薄片，加水煮汤，调味服食。

## 为什么便秘时最好少喝浓茶？

喝浓茶不但不能缓解便秘，反而会加重便秘。因为茶叶中的儿茶多酚类物质对肠胃黏膜具有一定的收敛作用，影响了对食物的消化吸收功能，使大便干结，引起便秘或加重便秘的程度，因此，便秘者应少喝茶，特别是浓茶。如果喝较为流行的消脂茶，也要把茶冲泡得淡一些，这样水分的比例远远大于茶水，才能从一定程度上抵消茶叶对肠道的收敛作用，可能有些稍微通便的功效，但显然不如白开水的作用大，同时也不能忽视打球、跑步、跳绳、仰卧起坐等有助于保持大便通畅的运动。

## 腹部按摩怎样治疗便秘？

用手按摩腹部可清理胃肠积滞，调节胃肠自主神经功能，改善肠胃功能，增强肠蠕动，进而推导大便下行。但是腹部比较纤弱，手法要柔和、均匀，不能施以强烈刺激。按摩的最佳时间是上床后，患者仰卧在床上，松开腰带，将腹部露出，全身放松。

1. 患者仰卧床上，双腿弯起来，腹肌放松，用一只手掌以掌心贴附肚脐，另一只手叠在上面。用下面手掌拇指以外的四指指腹，顺时针方向轻轻边按边摩擦，再双手交换，以同样的方式逆时针再按摩一遍。每次 10 分钟左右。

2. 将两手掌合并摩擦生热，用掌心顺时针方向旋转揉腹，每次 30～50 圈，以皮肤发热为佳。

## 胃癌患者怎样轻松通便?

胃癌患者在手术或化疗后，机体免疫功能受到很大影响，进而导致胃肠蠕动功能减弱。再加上活动少、食物过于精细或因癌痛使用了吗啡类镇痛药等，很容易出现便秘。

对付便秘，多数患者会选择食用含粗纤维的蔬菜，如芹菜、韭菜等，但对胃癌患者来说，富含粗纤维的蔬菜，会加重胃部负担，出现腹胀、腹痛，甚至引发胃出血、恶心、呕吐、柏油样大便等症状。

胃癌患者便秘，应该尽量选用润肠通便法。可以适量服用蜂蜜、核桃仁、黑芝麻、香蕉等润便食物，每天起床后饮用温凉开水或碱性电解水 200～400 毫升。每天坚持按摩腹部，以增强肠道蠕动，必要时可适当服用麻仁滋脾丸、新清宁片、复方芦荟胶囊等药品，润肠通便。

## 瘫痪在床的病人如何防止便秘?

瘫痪病人多有便秘，一般由脑梗塞、脑溢血造成偏瘫的神经系统疾病的患者长期卧床者较多，有的可因为用力排便致使脑出血再次发生。其他也有外伤后造成脊髓损伤而长期卧床的患者。不仅在个人的护理方面要加强，在饮食方面也应该做好调理，合理营养的供给对促进康复以及保持机体的抵抗力是非常重要的。多给病人吃低脂、高蛋白、高能量饮食及含粗纤维的蔬菜、水果等，并给以足够水分。

因为长期卧床病人易便秘、应注意尽量多吃些蔬菜瓜果，多吃新鲜蔬菜水果，特别是香蕉与绿叶蔬菜，粗粮可以增加膳食纤维的摄入，促进肠蠕动，防止便秘。

每日饮水要充足，食物水加上饮水一般每日应在2500～3000毫升才能保证身体需要，不要怕病人大小便而限制病人的食量和水量。

烹调方法要采用少油、清淡、易消化的低盐方法，少用不用油炸食品，脂肪过多易引起吸收不良造成腹泻。尽量采用软饭半流质食物少量多餐为好。

定时定点给便器排便，必要时应用通便药物、灌肠。按摩腹部每天2次，每次10分钟，养成定时排便习惯。

可以让患者自己用未瘫痪的手从右下腹开始，以顺时针方向按摩至左下腹，或者帮患者按摩，对防治便秘有帮助。

## 为什么心脏病人要预防便秘？

便秘让很多人苦不堪言，但对于心脏病人来说，便秘的后果很可能是致命的，很多老人就是因为便秘，排便时突发心肌梗死，摔倒在厕所。

由此可见，对心脏病人来说，便秘是诱发心肌梗死非常危险的因素。便秘患者排便时，会用力过大，引起腹压升高，血压也会升高；心率加快，从而导致心肌耗氧量增加，心肌发生严重而持久的急性缺血，因此容易引发心肌梗死。此外，大便时用力屏气，会挤压内脏，可能引起心脏破裂、大血管出现夹层动脉瘤或破裂，也会让人丧命。除此之外，用力排便会使血管压力过大，血流速度增快，容易将附着在血管壁上的斑块冲进血流中，堵塞血管，导致心肌梗死，甚至猝死。



## 高血压病人为什么要预防便秘?

高血压病人常发生便秘。除了高血压和便秘都与自主神经活动密切相关外，一些降压药物还会引起药物性便秘。例如，某些钙拮抗剂（特别是缓释异搏定等非血管选择性钙拮抗剂）可减少肠蠕动而引起便秘；利尿剂具有排出体内水分的作用，会使体内水分不足，使大便变硬，引起便秘。便秘时因排便困难需用力屏气，腹壁肌肉因此而强力收缩，导致腹压升高，从而压迫腹腔内静脉使静脉血回流到心脏增多，使心脏负担加重，血压升高。这增加了上了年纪的人，特别是高血压患者突发脑出血的几率。

## 喝酸奶能防治便秘吗?

在一定程度上能起到治疗便秘的功效。酸奶能促进肠道内有益菌——乳酸杆菌的增殖，并可抑制肠道内有害菌的繁殖，因此具有保护肠道黏膜、恢复肠道正常功能的作用。此外，酸奶中含有的有机酸还可刺激肠壁、增强肠蠕动，增加粪便湿润度，缩短排泄物在结肠内的停留时间，从而起到促进排便的作用。

不过需要注意的是，由于胃酸具有杀菌功效，因此，最好不要在空腹的时候喝酸奶，一般选择饭前饭后喝酸奶效果比较好。此外，酸奶当中含有大量乳糖，如果由于体内乳糖酶不足，那么就会导致轻微的痢疾和消化不良。

## 什么是胃食管反流病？

胃内的物质（主要是胃酸和十二指肠液）反流入食管，引起不适症状和（或）并发症的一种疾病，统称为胃食管反流病。属中医学的“嘈杂”、“胸痛”、“噎嗝”等范畴。胃食管反流病是一个慢性且容易复发的疾病，随着生活节奏的加快、饮食结构的西化及人口老龄化，我国胃食管反流病的患病人群也日渐增多，且发病随年龄增加而增加。胃食管反流病的临床表现可分为食管内组织损害引起的症状和食管外组织损害引起的症状。典型症状有烧心、反酸、嗳气、胸骨后疼痛等；食管外症状可见咽喉炎、慢性咳嗽、哮喘等症状。老年人的胃食管反流病患者往往临床症状不典型，但黏膜损害比较明显。

## 食管黏膜没有损害能排除胃食管反流病吗？

临床上相当一部分患者，有烧心、反酸、嗳气、胸骨后疼痛等症状，但做胃镜检查食管黏膜没有条索状糜烂等黏膜损害的表现，这部分患者也属于胃食管反流病，称为非糜烂性反流病，对于这样的患者按胃食管反流病治疗同样有效。

## 得了胃食管反流病有什么表现？

胃食管反流病由于食管黏膜受损可出现：反酸、烧心、嗳气等。

1. 烧心：是胸骨后向颈部蔓延的一种烧灼不适感，就是胃和食道有种发热的感觉，其实为胃内反流物对胃食管黏膜上皮深层感觉神经末梢刺激所致，此症状多在食后1小时左右发生，半卧位、躯体前屈、剧烈运动及喝咖啡、浓茶、饮酒、进食辛辣食物等可诱发。

2. 反酸：每餐后、躺体前屈或夜间卧床睡觉时，有酸性液体、食物或气体从胃反流入咽部或口腔，可有酸味或苦味，造成口臭等不适。

3. 胸骨后烧灼感或烧灼疼痛，严重时可为剧烈刺痛，可放射到后背、胸部、肩部、颈部、耳后，可伴有吞咽困难。

4. 本病还可出现食管外表现，由反流物刺激或损伤食管以外的组织或器官引起，包括：耳鼻喉科症状如声音嘶哑、咽球感、咽部异物感、耳痛等；肺部症状如哮喘、慢性咳嗽、口腔表现为龋齿。另外还包括与反流有关的非心源性胸痛、睡眠呼吸暂停综合征、肺纤维化、支气管炎、支气管扩张等。

## 胃食管反流病是怎么引起的？

胃食管反流病的发病原因目前尚未完全明确，主要可能是以下几个方面造成：防御机制削弱、胃排空延迟、食管感觉异常、反流物对食管黏膜攻击作用等。

**抗反流屏障削弱**

如食管下括约肌压力降低、一过性食管下括约肌松弛、解剖结构缺陷、食管裂孔疝术后等。

**食管清除力下降**

由于食管动力减弱、唾液分泌减少所致，食管清除力下降是胃食管反流病发病的重要机制。食管蠕动功能障碍导致清除能力减弱，使胃酸停留在食管黏膜表面的时间延长，即酸暴露时间延长，从而加重食管黏膜的损害。

**食管黏膜屏障功能受损**

食管黏膜下丰富的毛细血管可带走一些有毒的代谢产物，当某些原因导致血供障碍时，该保护机制会减弱。

**反流物的攻击作用**

胃食管反流病的攻击因子主要有胃酸、消化酶、胆汁、酒精、刺激性食物和非甾体抗炎药（如阿司匹林等）等。

**胃排空延迟**

胃排空延迟使一过性食管下括约肌松弛、胃食管压力增加、胃内容量增加、胃分泌增加，从而增加胃食管反流病的发生。近一半的胃食管反流病患者存在胃排空延迟，该类患者进餐后酸反流较胃排空正常者明显增加，有更多的长时间酸反流。

**幽门螺旋杆菌（HP）**

有学者指出感染 HP 会引起胃食管反流病，但也有人指出 HP 感染可能不会增加胃食管反流病的发病和反流性食管炎的损伤程度，目前还尚无定论。

**其　他**

本病还受自主神经功能紊乱、感觉异常、心理因素、其他疾病和生活习惯等方面的影响。不健康的生活方式在胃食管反流病的发病中起重要作用，吸烟者更容易出现胃食管反流病症状；浓茶、橘汁、碳酸饮料、醋、巧克力等均会使症状出现或加重；肥胖者饮食量相对较多，会造成胃排空延缓，同时进食油腻和高能量食物较多，也容易发生胃食管反流病。

## “反酸”、“烧心”一定是胃食管反流病吗？

“反酸”、“烧心”是反流性食管炎的常见症状，“烧心”被认为是典型的胃食管反流病的特异性症状，但出现“反酸”、

“烧心”并不一定都是胃食管反流病。临床上可出现烧心症状的常见疾病还有很多，食管本身的疾病如：食管癌、贲门失迟缓、功能性烧心等，食管以外的疾病如：心绞痛、哮喘、咽喉炎等。

有些“反酸”“烧心”属于生理性反流。像红薯、咖啡、茶、碳酸饮料、烟、酒等，但症状持续的时间很短，反流的频率低，而且也不会损伤食管黏膜，不会引起炎症，不至于影响日常生活，这属于生理性反流。

出现“反酸”、“烧心”症状需要检查胃镜、测定食管下端24小时pH与其他食管疾病相鉴别，还需做心电图、胸片等检查排除食管以外的疾病及生理性反流。

## Barrett食管是怎么回事？

Barrett食管是胃食管反流病的并发症之一，是食管下端正常的复层鳞状上皮被化生的单层柱状上皮所代替的一种病理现象，可伴肠化生。可以产生溃疡、出血及癌变。Barrett食管是公认的食管腺癌的癌前病变，食管癌的发生率比一般人群高约50倍。所以，Barrett食管应减少诱发恶变因素，加强监控措施，定期随访胃镜，做到早发现、早治疗。

## 为什么肥胖的人容易发生胃食管反流病？

普遍认为，肥胖与胃食管反流病显著相关，肥胖和超重是胃食管反流病的危险因素。胃食管反流病其症状与腰围大小有相关性。体重超标者常有饱食或摄取高脂饮食、高蛋白饮食，引起一过性食管下括约肌弛缓，造成食管内酸的反流，并且肥胖或体重增加使腹压上升，引起食管裂孔疝，因此，胃食管反流病的发生率也增加。中心性肥胖者腹内压升高更明显，易使胃内的食物连同消化液倒流进入食管，刺激食管黏膜，引起食管黏膜充血、水肿，甚至产生反流性食管炎。因此，减轻体重，就是老百姓所说的减肥是改善胃食管反流病症状的有效方式。肥胖的人应加强控制体重，限制高脂肪、高糖饮食，加强体育锻炼如跑步，长时间行走，还有中医腹部按摩也有助于改善胃食管反流病的症状，切忌滥用减肥药，否则会加重病情，后果不堪设想。

## 为什么吃甜食容易导致胃食管反流？

不少研究证实，甜食（如巧克力、糖果、碳酸饮料等）是胃食管反流病发病的危险因素。甜食作为热量摄入会延缓胃肠道的蠕动和排空，导致胃肠胀气，抑制食欲，同时甜食会刺激胃酸分泌过多，从而增加反流的发生机率，增强胃黏膜的损害，这就是为什么很多人吃完甜食后出现胃食管反流病症状的原因，通常表现为老百姓通常讲的“咧心”，所以对于患有胃食管反流病的患者尽量少食或者不吃甜食，这样可以防止此症状的发生与复发。

## 哪些药物可以引起或加重胃食管反流病？

引起或加重胃食管反流病的最常见的药物如下：

1. 治疗冠心病的药物：如硝酸甘油、欣康等；

2. 治疗高血压病的药物：开博通、拜新同等；

3. 治疗哮喘的药物：如阿斯美、氨茶碱、喘定等；

4. 治疗失眠的药物：如安定、舒乐安定等。

5. 治疗类风湿关节炎的药物：如阿司匹林、普威片、芬必得、散利痛等。

## 胃食管反流病会出现吞咽困难吗？

食管炎症反复发作而使得食管壁充血、水肿、增厚和纤维化，最终导致瘢痕狭窄，此时可以出现吞咽困难。当临床出现持续进行性的吞咽困难或哽噎感，食入即吐、呕血或便血以及进行性消瘦等症状时，要警惕食管癌的发生，需要进一步胃镜及病理检查。

可引起吞咽困难的食管疾病还有：贲门失弛缓、食管憩室，弥漫性食管痉挛症等。另外食管是消化管各段中最狭窄的部分。当邻近组织或器官的病变、变异均可直接影响和压迫食管，造成食管受压、移位、变形，也可引起吞咽困难，临床应注意鉴别。

## 胸闷与胃食管反流病有关吗？

胸闷的常见病因可以是生理性的，也可以是病理性的。生理性胸闷是指在门窗密闭、空气不流通的房间内逗留较长时间，或遇到某些不愉快的事情，或处于气压偏低的气候中，往往会产生胸闷、疲劳的感觉。经过短时间的休息、开窗通风或到室外呼吸新鲜空气胸闷的症状可以得到缓解。

病理性胸闷包括胃食管返流病、呼吸道受阻、肺部疾病、心脏疾病等。胃食管反流病主要因为食管黏膜尤其是远端食管暴露受刺激，反射性引起支气管痉挛或者胃内容物吸入呼吸道，造成胃酸直接刺激和损伤气管和支气管黏膜而引起炎症、感染和支气管痉挛，其症状与哮喘类似。

胃食管反流病患者在夜间睡眠时也会感觉咽喉部痉挛，呛咳，从而产生胸闷、憋气的症状，往往误以为得了哮喘；呼吸道受阻包括气管支气管内长肿瘤、气管狭窄，气管受外压；肺部疾病包括肺气肿、支气管炎、哮喘、肺不张、肺梗塞、气胸；心脏疾病包括某些先天性心脏病风湿性心脏瓣膜病、冠心病、心脏肿瘤。

人胸闷也要提防胃食管反流病的可能。很多老年人出现胸闷、咳喘症状，往往去心内科或呼吸科反复就诊，当排除了心肺疾病时要想到胃食管反流病的可能，及时进行相应的检查，以免延误了胃食管反流病的诊断和治疗。

## 胸骨后痛一定是胃食管反流病吗？

胸骨后痛的常见病因除了胃食管反流病之外，最需要当心和鉴别的是冠心病心绞痛。因为两者疼痛部位不仅相同，而且发作时口含扩冠药，如消心痛、硝酸甘油等症状均可缓解。

胃食管反流病的胸痛发作与进食后、体位如卧位和弯腰等有关，严重时可为剧烈刺痛，可放射到后背、胸部、肩部、颈部、耳，此时酷似心绞痛，制酸剂及改变体位后可明显缓解。

心绞痛患者既往常有冠心病病史，往往劳累后加重，胸痛多为一过性发作，时间不超过3～5分钟，体位对病情影响小，制酸剂无效。当临床鉴别困难时，可以进行心电图、冠脉造影及胃镜检查，不方便检查时可予质子泵抑制剂如奥美拉唑、雷贝拉唑等试验性抑酸治疗，进行鉴别诊断。

## 精神紧张会加重胃食管反流病吗？

胃食管反流病目前也认为是属于心身疾病的范畴，心身疾病就是指心理社会因素在疾病发生、发展及转归中起重要作用的器质性疾病。心理因素的发病机制，有研究认为，精神紧张导致自主神经功能紊乱引起食管下端括约肌松弛，从而发生胃食管反流病；也有学者提出假说，认为与胃食管反流病患者的内脏高敏感性有关，使食管黏膜对食管内刺激感知增加，引起疼痛和烧心等症状。对于胃食管反流病伴有精神心理问题的患者的治疗不能仅仅是改善消化道症状，合理的心理干预和植物神经功能调节也应成为综合治疗的一个重要部分。

## 饮酒及浓茶会加重胃食管反流病吗?

多数研究发现，饮酒与胃食管反流病显著相关，能够诱发胃食管反流病的发作，近年来调查显示，饮酒者该病的发病率呈上升趋势，而且经常饮酒可增加 Barrett 食管的发生率。酒精主要通过两个相互作用机制促进胃食管反流病发生。

一是造成神经系统功能紊乱，使食管运动功能受损，增加食管同步收缩的机率，从而影响其蠕动功能，导致食管酸清除能力的下降，从而加重反流；

二是饮酒可使反流次数增多，造成食管内酸性物质增多。所以长期饮酒的人应该减少或者戒酒。

## 胃食管反流病有遗传吗?

已有越来越多的证据表明遗传因素在胃食管反流病发病中起了重要作用。国外学者等在瑞典的双生子研究显示了这样一个结果，胃食管反流病在同卵双生子中同时发病率明显高于异卵双生子，因此有学者认为遗传因素在胃食管反流病发病上起了作用。但是具体机制还在研究中。

## 胃食管反流病的并发症有哪些？

**上消化道出血**

可以出现呕血、黑便以及不同程度的贫血。需要大剂量的质子泵抑制剂（PPI）和黏膜保护剂，失血过多时需要输血治疗。所以当出现呕血、黑便时应予以高度重视，尽快就诊医院检查，以免延误病情。

**食管狭窄**

对于轻度的食管狭窄，可以通过饮食限制以及质子泵抑制剂如奥美拉唑、泮托拉唑等治疗加以改善。短期单纯性狭窄可以用内镜下球囊扩张器治疗，必要时可行支架置入治疗，部分患者亦可行抗反流手术治疗。

**Barrett 食管**

Barret 食管是胃食管反流病严重的并发症，多由严重而长期的胃和十二指肠内容物反流刺激食管下段所致，正常的复层鳞状上皮被单层柱状上皮所取代的一种病理现象，是食管癌的癌前病变，其腺癌的发生率较正常人高。

## 咽部总有异物感与反流有关吗？

咽异感症是临床常见病症，造成的原因很多，可由全身、局部、精神三方面原因所致，原发病因可三者并存，亦可二者合并，或为单一病因。多数患者都是到耳鼻喉科求医，其治疗效果往往不尽如人意。

虽然并非所有的咽部异物感都与反流有关，但是胃食管反流病的确会导致部分病人咽部及食道异物感。反流性食道炎患者常因胃酸反流到咽部直接刺激咽部黏膜，甚至引起咽炎而致咽部异物感，并且同时伴有嗳气、反酸、恶心、反胃、烧心、上腹饱胀、夜间突然咳嗽、胸骨后隐痛及上食管堵塞感等症状。在诊治咽部黏膜病变不明显或仅有轻度炎症、同时伴上消化道疾病症状的患者时，应首先考虑上胃食管反流病所致的咽部异物感。



## 口酸与胃食管反流病有关吗?

口酸是自觉口中有酸味或酸腐气味的表现，但并无酸水吐出。临床多见于胃食管反流病、胃炎和消化性溃疡的患者，有些与胃酸过多有关。测定口酸患者的唾液，其中乳酸、磷酸酶、碳酸酐酶含量较正常人增高，pH 偏于酸性反应。锌是唾液中的味觉素的组成成分之一，长期缺锌会影响舌表面的味蕾的生长，所以口酸的患者建议经常吃含锌多的食物，口服硫酸锌或摄入含锌丰富的动物类食品、贝类水产品。但是应排除感觉异常性疾病。

中医认为，多为肝胆之热乘脾所致，是肝气上溢的征兆。常伴有胸闷胁痛、恶心、食后腹胀、舌苔薄黄、脉弦等症状。治宜泻肝和胃，方药选用左金丸与六君子汤加减：黄连、吴茱萸、茯苓、白术、人参、甘草、陈皮等。如有乏力、脉弱、情绪低落、不想吃东西，多由脾虚肝郁，胃失和降，气逆于上，以致酸水上泛而发病，治宜健脾疏肝，方药选用四君子汤合柴胡疏肝散：柴胡、人参、茯苓、白术、香附、枳壳、芍药、炙甘草、陈皮川芎等。

## 吸烟对胃食管反流病有影响吗?

目前认为吸烟是胃食管反流病的危险因素之一，吸烟可增加胃食管反流病和 Barrett 食管的发生率。调查发现，吸烟史与频繁的反流症状密切相关。吸烟可损害食管下端括约肌，减弱食管酸消除作用，增加食管内酸反流偶发事件的频率，从而推动胃食管反流病的发生。戒烟也许不能治愈严重的胃食管反流病，但如果配合适当的药物治疗，也可收到不错的效果。吸烟常伴有咳嗽、深吸气，增加腹内压，促使反流症状的发生。因此胃食管反流病患者戒烟，有利于胃食管反流病减轻症状、减少复发。

### 经常反苦水是胃食管反流病造成的吗?

临床出现口苦常与胆汁的异常代谢有关，主要以肝、胆炎症及胃肠的动力异常为主。胃食管反流病患者，尤其是做过胆囊切除术后的患者，在胃食管反流的同时可以出现胆汁反流，当然碱反流对食管黏膜的损害远远大于酸反流。同时此类患者胃肠道动力差，进食的食物在胃肠停留时间过长，极易产生湿热，也可引起口苦。另外，以下情况也可出现口苦：

1. 长期工作及精神压力大、生活不规律、睡眠休息不足、缺乏运动的人群；

2. 过度吸烟，酗酒，打呼噜，张口睡觉等；

3. 部分口腔疾病，如牙龈炎，牙龈出血等；

4. 某些慢性疾病，如糖尿病患者常会伴发口苦；

5. 癌症病人因甜味阀升高，苦味阀降低，也会感觉口腔发苦，应提高警惕。

### 胃食管反流病需要做胃镜吗?

目前认为胃镜检查是诊断胃食管反流病最准确的方法，诊断的特异性可达到90%～95%，并能判断反流性食管炎的程度和有无并发症，结合活检可与其他原因引起的食管炎和其他食管病变（如食管癌等）作鉴别。

## 胃食管反流病常用的药物有哪些？

**抑酸剂**

使用抑酸药物的主要目的是减少反流物的酸度，降低胃蛋白酶的活性，促进受损黏膜的修复。目前常用的抑酸剂为H2受体拮抗剂（H2RA）和质子泵抑制剂（PPI）。H2RA包括西米替丁、雷尼替丁、法莫替丁等，但由于H2RA对餐后抑酸作用弱，疗效不如PPI迅速、持久，现已经不作为一线用药。PPI类药物包括奥美拉唑、兰索拉唑、泮托拉唑、雷贝拉唑、埃索美拉唑等。对于本病治疗应个体化，

目前维持治疗有：原剂量维持或减量维持、间歇治疗、按需治疗。其中维持治疗是巩固疗效、预防复发的重要措施。由于H2RA长期使用疗效减弱，较少单用。

1. 原剂量维持或减量维持：PPI每日1次（或2次），长期使用以维持症状持久缓解，预防复发。

2. 间歇治疗：PPI剂量不变，延长用药周期，通常是隔日疗法。参考PPI的药代动力学，不建议“每3日1次或每周1次”的用药。在间歇治疗过程中，若症状反复，应增至足量PPI快速缓解。

3. 按需治疗：出现症状时用药，症状缓解后即停药。

**促动力药**

该类药物通过改善食管蠕动功能、增高食管下括约肌压力、促进胃排空、减低胃内压，从而减少胃食管反流的频率。该类药物包括甲氧氯普胺、多潘立酮、西沙比利、莫沙比

利等。

**黏膜保护剂**

该类药物能增加黏膜对酸碱的抵抗力，保护黏膜，促进黏膜修复。一般不单独用于胃食管反流病的治疗，而是辅助抑酸剂或与动力药一起使用。该类药物包括铝碳酸镁（达喜）、瑞巴派特、果胶铋、磷酸铝凝胶、依卡倍特钠等。其中达喜除了有胃黏膜保护作用外，还可以络合胆盐，对酸碱反流均有效。

## 胃食管反流病需要手术治疗？

外科治疗胃食管反流病的手术适应症主要包括：

1. 存在解剖学异常，如巨大食管裂孔疝，持续反流引起严重症状，经药物治疗仍不能缓解；

2. 经过严格筛选的、有烧心、反流等症状和食管外症状，对药物治疗不能产生完全应答，PH 监测或阻抗试验证实存在反流，且反流与症状相关；

3. 内科治疗停药后很快出现症状且反复发作者；

4. 出现严重并发症，如出血、穿孔、狭窄等，经药物或内镜治疗无效者；

5. Barrett 食管可疑癌变者；

6. 严重的胃食管反流病而不愿终生服药者；

7. 仅对 PPI 起效的年轻患者如有严重并发症（出血、狭窄、Barrett 食管）。

## 胃食管反流病容易复发吗者？

胃食管反流病属于高度慢性反复发作性疾病。停用抗酸药一年内有 50%～80%的胃食管反流病患者复发，因此，胃食管反流病的治疗是一个长期过程。目前，国内治疗胃食管反流病多推崇递减法，即治疗首选 PPI 和促动力药，迅速控制症状、治愈食管炎症，症状控制后再减量维持。该方法临床控制满意率高，而且减少患者医疗费用，是近年来提倡的长期维持治疗方法之一。

尽量别吃冰冷食物，防止冷刺激造成胃食管反流的发作。此外，一些老年病人由于合并有心血管的疾病，可能会运用一些钙离子拮抗剂、茶碱类药物等，降低食管下括约肌收缩力，加重胃食管反流，因此建议患者在医生的指导下尽量少用或不用其他药物，以免加重病情。

## 胃食管反流病患者如何调整饮食起居？

胃食管反流病患者应合理膳食，起居有常，保持患者的心理健康，减轻精神压力，控制情绪，有助于改善病人症状，预防疾病复发。

1. 有规律地进食清淡饮食，忌甜食、酸菜、咖啡、浓茶、辛辣及过热食物等物质刺激，戒烟酒，避免吃得过饱，养成规律生活习惯。辛辣食物具有刺激性，能刺激胃酸分泌，促进食管黏膜发生炎症，增加胃食管反流病的发生。

2. 避免高脂饮食，高脂饮食是目前比较明确的胃食管反流病发病危险因素之一。脂肪的排空速度慢，容易刺激内源性胆囊收缩素的释放，降低食管下括约肌压力，并且促进酸反流并使食管暴露于酸性环境时易于损伤，使食管对酸敏感性增高。生活中应该合理饮食，少食肥肉，奶油等高脂肪食物。

3. 增加蛋白质摄入，刺激胃泌素分泌，使食管括约肌压力增加，减轻反流。食物中可以适当增加一些蛋白质，例如瘦肉、牛奶、鸡蛋清等。

4. 多进食纤维素和维生素含量高的食物可减少胃食管反流病的发生。纤维素是胃食管反流病的保护性因素。水果、蔬菜中富含维生素C，经常食用富含维生素C的食物可减少胃食管反流病的发生。

5. 生活要有规律：三餐饭中、饭后保持立姿，不宜剧烈运动或立即卧床。晚上睡觉前不要进食。此外，要注意减少一般影响腹压增高的因素，如肥胖，便秘，紧腰带等。积极进行体育锻炼，多吃蔬菜保持排便通畅。

6. 保持良好的情绪：由于病程长、复发率高，患者有程度不同的焦虑、抑郁等心理压力。情绪低落，对治疗没有信心，导致了不良心理和生理之间的恶性循环。所以要树立心情好，身体好的积极观念。对此，患者要建立良好的心理环境和家庭关系，避免不良情绪刺激，树立起康复的信心，积极配合治疗。

## 哪些中药可以治疗胃食管反流病？

胃食管反流病属中医“吐酸”、“吞酸”、“胃脘痛”及“嘈杂”等范畴。中医辨证的灵活性致使治疗的多样性，从近年中医药对胃食管反流病的治疗来看，主要包括专方、专药、中西药结合、辨证治疗及其他治疗等方面，不论采用何法治疗，中医临床中必须注意重视动态辨证，反流性食管炎的临床见症绝非单一，要充分遵循辨证施治法合理用药。

核桃仁、栀子、当归、砂仁、厚朴、三棱、穿山甲、神曲、麦芽、红花、蜂胶、蜂蜡等炼蜜为丸，可以荡涤胃肠浊气，修复胃肠黏膜，促进胃肠蠕动，加强胃的排空作用，对胃食管反流病有一定作用。

以制半夏、黄连、黄芩、旋覆花、代赭石、竹茹、煅瓦楞、枳壳、木香、紫苏梗、甘草为基本方，通过加减可以治疗不同分型的胃食管反流病。

如胆胃不和型，表现为口苦泛恶，胸胁烦闷，溲黄，舌苔黄腻，边尖红，脉弦数。可以合用蒿芩清胆汤、温胆汤加减，重用黄芩、半夏、竹茹、枳壳、枳实、青蒿等可以清热利胆，理气除烦。

肝胃不和型，表现为胃脘胀气，攻撑作痛，痛连两胁，嗳气，泛酸，呃逆，嘈杂，心烦易怒，舌边略红，脉弦。在基础方上加柴胡、川楝子、延胡索、海螵蛸可以疏肝理气，健脾和胃。

肝郁脾虚型，表现为情绪抑郁，两胁胀满，不思饮食，腹胀便溏，恶心欲吐，嗳气吞酸，面色不华，脉濡细无力。在上方基础上，加柴胡、白术、白芍、当归、茯苓、郁金等可以健脾疏肝。脾胃虚弱型，表现为面色萎黄，肢体困倦，神疲乏力，食欲不振，嗳气泛酸，大便溏薄，胃脘胀痛，舌淡苔薄，脉细无力。在上方基础上，加黄芪、党参、白术、茯苓、当归、柴胡、大枣等可以益气健脾。

气滞血瘀型，表现为脘腹胀痛，攻窜作胀，疼痛隐隐，舌有瘀斑，或舌下静脉怒张，脉涩不畅。在上方基础上，加柴胡、赤白芍、川芎、川楝子、延胡索、生蒲黄、五灵脂、制香附、乌药等活血化瘀，理气止痛。

## 针灸对胃食管反流病有效吗?

针灸疗法是治疗消化系统疾病行之有效的手段，经方配合电针治疗本病，可以有效治疗并较好控制此病的反复。本病早期多因肝胆失于疏泄，脾胃升降失常，胆胃气逆。正如古人曰:“木气郁塞，而胆病上逆；木气横侵，土被其贼，脾不能升而胃不能降”。中医学认为其病机为肝失疏泄、胃失和降、胆气上逆。治疗时常选取足三里、中脘、胃俞、脾俞、内关、天枢、气海等穴位，交替应用，能不同程度改善患者反酸烧心、胸骨后灼痛、痛及两胁、口干口苦和大便不爽等临床症状，且复发率降低。

## 胃食管反流病需要长期治疗吗？

随着人们生活方式的转变，胃食管反流病的发病率迅速上升，现已位居消化系统疾病前列。它被称为难治性疾病，不少患者期望能有“特效方法”短时间内治愈该病，但实际上，大部分病人是需长期维持治疗的。以 PPI 治疗胃食管反流病的疗程一般为 8 周以上，而停药一年内有 50%～80%的胃食管反流病患者复发，所以应以最低有效剂量控制其症状并防治其他并发症的出现。

## 什么是食管裂孔疝？

食管裂孔疝是由于食管－胃连接部和胃的上部通过食管裂孔凸入胸腔所引起的疾病，是膈疝中最常见的一种。正常情况下，食管下段和食管－胃连接处分别有上、下膈食管韧带和胃膈韧带固定于食管裂孔处，以保持其正常位置，防止食管－胃连接部和其他腹腔脏器疝进入胸腔。食管裂孔疝的形成原因有先天性因素和后天性因素，且以后天性因素为主。先天性因素包括横膈脚的发育不足、食管－横膈韧带薄弱；后天因素包括食管裂孔松弛增宽、腹腔压力增高等，腹腔压力增高的情况可有妊娠、肥胖、腹水、巨大肿瘤、慢性便秘、频繁呕吐、呃逆以及剧烈咳嗽，这些都可以可诱发食管裂孔疝。

食管裂孔疝可发生于各个年龄组，尤其是中年后发病率逐渐增加，更以老年人发病率较高。老年人食管裂孔的肌肉组织及膈食管膜弹力组织萎缩，食管裂孔增宽，固定食管的有关韧带松弛导致固定食管的能力减退，腹压增高时食管容易滑入胸腔，导致本病的发生。食管裂孔疝的常见类型包括滑动性裂孔疝、食管旁疝和混合裂孔疝。其中，滑动型最为多见，约占食管裂孔疝的70%～90%。

## 得了食管裂孔疝怎么办？

对于无症状或病情轻的食管裂孔疝患者无需治疗，有症状的食管裂孔疝病人一般行内科保守治疗就可控制，但是有严重并发症的滑动型裂孔疝病人和食管旁疝病人则需要行食管24小时pH检测与食道压力测定检查，如果DeMeester评分＞50，则可以考虑手术治疗，目前临床上开展此项腹腔微创手术比较成熟的是天津市南开医院，大量临床资料证实术后患者的恢复良好。在防治食管裂孔疝上要注意避免腹压升高，合理饮食，禁用或慎用松弛食管下括约肌的药物。

## 什么是消化性溃疡？

我们大家经常可以看到我们自身表面皮肤的破溃，并且在破溃周围还有皮肤的损伤、充血等，当这种情况出现在胃和十二指肠的时候，就叫做胃溃疡、十二指肠溃疡，总称消化性溃疡。消化性溃疡与糜烂不同。糜烂一般累及黏膜表面，溃疡累及黏膜全层，或更深甚至穿透整个胃壁。

从专业水平上讲原本消化食物的胃酸（盐酸）和胃蛋白酶（酶的一种）却消化了自身的胃壁和十二指肠壁，损伤了胃和十二指肠的黏膜组织，故称消化性溃疡。

### 消化性溃疡还可发生在哪些部位？

在消化道系统除胃、十二指肠外，还有食管下段、胃手术后吻合口等部位都可以发生消化性溃疡。因此根据溃疡发生的部位，称作食管溃疡、吻合口溃疡等。其中以胃、十二指肠溃疡在临床上最为常见。

### 胃镜报告中的A、H、S是甚么意思呢？

我们在胃镜报告中，看到的A、H、S是指，内镜下溃疡可分为三个病期，其中每一病期又可分为两个阶段。

1. A是指活动期：就是溃疡正在发作时，可以看到溃疡基底部蒙有白色或黄白色厚苔，周边黏膜充血、水肿（$A_1$期）。溃疡周边黏膜充血、水肿较前消退（$A_2$期）。$A_1$期比$A_2$期重。

2. H是指愈合期：溃疡缩小变浅，苔变薄。四周再生上皮所形成的红晕向溃疡围拢，黏膜皱襞向溃疡集中（$H_1$期）。溃疡面几乎被再生上皮所覆盖，黏膜皱襞更向溃疡集中（$H_2$期）。

3. S是指瘢痕期：溃疡基底部的白苔消失，呈现红色瘢痕（$S_1$期），最后转变为白色瘢痕（$S_2$期）。

### 什么是胃酸？

胃液中的胃酸就是稀盐酸，由胃体腺或胃体腺中壁细胞分泌。

胃酸生理作用如下：

1. 杀菌：胃酸可以杀食物中、生长在口腔中以及饮水中的细菌。

2. 初步消化蛋白质：盐酸可以消化蛋白质，像鸡蛋、肉、鱼、豆类等其中的蛋白质，在盐酸的作用下发生变性后，容易被人体消化。盐酸的这种消化作用是初步的。

3. 促进胰液、胆汁分泌：胃酸进入小肠后会间接地促进胰液和胆汁这两种消化液分泌，前者是消化蛋白质和脂肪的“主力军”，后者则是消化吸收脂肪必不可少的物质。

4. 促进铁和钙的吸收：铁是造血原料，钙是骨骼生长发育必须的成分，只有在酸性条件下，二者才能较好地被人体吸收利用。

## 胃酸在消化性溃疡发病中起什么作用？

消化性溃疡的发生与多种因素有关，通过不同途径或机制而发病，最终是由胃酸和胃蛋白酶对黏膜自身消化所致。其中胃酸的作用在溃疡形成中占主要地位。

胃酸是由胃壁细胞分泌的，胃酸分泌量与壁细胞数量呈正相关。十二指肠溃疡患者的胃酸基础分泌量和最大分泌量均明显高于常人，故壁细胞总体的增多，胃酸分泌随之增高，形成了发生溃疡的重要因素之一。

在正常情况下，胃和十二指肠黏膜具有强大的再生能力和丰富的血液供应，并由黏膜分泌出大量的碱性粘液附着在黏膜表面，可防止胃酸与黏膜直接接触。在一定条件下，植物神经系统和内分泌的功能紊乱，削弱了对胃酸的中和及对胃黏膜的保护，胃、十二指肠壁血管痉挛，供血减少，从而使胃、十二指肠黏膜防御机能受损，胃酸对黏膜组织自身消化而形成溃疡。

## 胃酸只有害吗?

从上题的描述中可知胃酸不是只有坏处，他对人体有着很重要的作用。胃酸是人体消化的重要成分之一，不难想象，胃酸缺乏或减少自然会出现一系列消化不良的症状，也是某些疾病产生的原因。

当胃酸过少时，会使消化作用减退，出现食欲下降的症状，长时间下去就会导致营养不良。反过来，当胃酸过多时就会出现“咯酸水”、“烧心”、“胃部隐隐作痛”等症状，进而引发溃疡等多种形式的胃病。所以人体中胃酸的量不能过多或过少，它必须控制在一定的范围内。

## 什么是胃黏膜屏障?

正常健康人胃黏膜上皮细胞的寿命为1～6天，并以每分钟50万个的速度脱落，每3天全部更新一次，这种正常的细胞更新，保证了黏膜具有强大的防御功能。

正常情况下，胃黏膜细胞膜正常的结构，保证黏膜完整无损。不仅能抵御胃液中的胃酸和胃蛋白酶的强大消化作用，还能抵御各种食物的磨擦、损伤及刺激，从而保护黏膜的完整性，胃黏膜屏障的核心。

## 幽门螺杆菌在消化性溃疡发病中起什么作用?

澳大利亚学者 Warren 和 Matrshall 于 1983 年从人胃黏膜中培养分离出幽门螺杆菌以后，发现此菌与溃疡病的关系非常密切。

1. 大量研究发现消化性溃疡患者的幽门螺杆菌检出率显著高于对照组的普通人群，十二指肠溃疡患者的幽门螺杆菌检出率高达70%～100%，胃溃疡患者的检出率为70%～80%。

2. 溃疡病经药物治疗愈合后幽门螺杆菌仍阳性的患者，其溃疡复发率明显高于阴性的患者。而根除幽门螺杆菌可使溃疡复发率降至5%以下，这就表明去除病因后消化性溃疡可获治愈。

## 常用的止痛药、退烧药对胃肠道有什么损伤？

常用的止痛药、退烧药如吲哚美辛、阿司匹林等均属于非甾体类抗炎药（NSAID），会削弱黏膜的防御和修复功能导致消化性溃疡的发生，其溃疡并发症的危险性也显著高于普通人群。发生溃疡的机制主要为非甾体类抗炎药抑制前列腺素的合成，而前列腺素具有增加黏液和碳酸氢盐分泌、促进黏膜血流增加、细胞保护等作用，它在维持黏膜防御和修复功能中起重要作用。因此当前列腺素分泌减少时，黏膜的防御和修复功能就会减弱，造成黏膜损伤，导致溃疡的发生。

溃疡形成及其并发症发生的危险性除与服用非甾体类抗炎药的种类、剂量、疗程有关外，尚与高龄、同时服用抗凝血药、糖皮质激素等因素有关。临床研究报道，在长期服用非甾体类抗炎药的患者中约10%～25%可发生胃或十二指肠溃疡，约有1%～4%患者发生出血、穿孔等消化性溃疡并发症。且非甾体类抗炎药引起的溃疡以胃溃疡较十二指肠溃疡更多见。

由此看来，非甾体类抗炎药是引起消化性溃疡的常见病因之一。我们在日常生活当中要特别注意服用此类药物时要遵照

“安全、有效、经济、适当”的原则，避免盲目购买，随意用药。还有就是在用药时不要空腹使用，宜在饭后服用或配合其他保护胃黏膜的药物共同使用。



## 哪些周身疾病患者容易患消化性溃疡?

某些慢性病，如肝硬化、慢性阻塞性肺部疾病、糖尿病、尿毒症心肌缺血等易患消化性溃疡；少见病，如原发性甲状旁腺功能亢进症、真性红细胞增多症、系统性肥大细胞增多症等疾病也易发生消化性溃疡。

**糖尿病**

合并消化性溃疡的发病机制可能为：糖尿病时由于毛细血管基底膜增厚，微血管内皮细胞再生，加上血糖增高导致血粘度增高，血流缓慢淤滞，使胃十二指肠黏膜的血循环发生障碍，黏膜缺血坏死，细胞更新迟缓，再生能力低下，在胃酸作用下形成溃疡。糖尿病合并消化性溃疡以胃溃疡和复合性溃疡多见，从溃疡大小来看，溃疡直径超过1.0cm者多见。

**慢阻肺**

慢阻肺患者常年处于高碳酸血症状态，胃液酸性增加，对胃黏膜攻击力加强。同时慢阻肺患者往往合并右心功能不全，导致肝瘀血，门脉压力增高，引起消化道黏膜长期瘀血，血流缓慢，进而胃、食管黏膜缺血缺氧。慢阻肺患者常合并营养不良，加之慢阻肺患者长期服用支气管扩张剂，也可降低幽门括约肌张力，易诱发胃、食管返流及胃、食管溃疡发生。慢阻肺患者病程越长，机体缺氧越严重，血液粘稠度越大，以及右心功能不全加剧导致肝瘀血，局部黏膜防护因素明显削弱，以致消化性溃疡的发病率明显增高。

病程长者由于长期应用支气管扩张剂等因素可致胃张力低下，胃扩张、胃轻瘫、胃排空延迟和胃酸及胆汁返流，也易致溃疡发生。



## 哪些不良生活习惯易致消化性溃疡?

**吸　烟**

吸烟者消化性溃疡的发生率比不吸烟者高，吸烟影响溃疡愈合、促进溃疡复发和增加溃疡并发症发生率。吸烟可以增加胃酸、胃蛋白酶分泌，减少胰腺碳酸盐的分泌，干扰抗分泌药物对夜间胃酸分泌的抑制作用；降低幽门括约肌和食管下端括约肌的张力，导致胆汁和胃液的返流；可使胃排空延迟，十二指肠运动功能出现异常，从而导致溃疡形成。

**饮　酒**

酒精与消化性溃疡的发生关系十分密切。由于乙醇对胃黏膜具有直接的刺激作用，长期饮用含酒精 40%以上的酒会引起消化道黏膜糜烂、溃疡。在急性活动期饮酒，会使胃黏膜明显充血和血流量的增加，还可诱发出血。

**饮浓茶**

茶叶中含有茶碱，是磷酸二脂酶活力的强抑制剂，可促进胃酸的分泌，破坏胃黏膜屏障。另外，饮茶时若水温过高，也可损害胃黏膜，是消化性溃疡发生诱因之一。

**饮咖啡**

咖啡可刺激胃酸分泌，摄入后易产生消化不良症状，可诱发溃疡的疼痛，故发作期应禁饮咖啡。

**高　盐**

高盐饮食被认为可增加胃溃疡发生的危险性，这与高浓度盐损伤胃黏膜有关。

## 消化性溃疡属于心身疾病吗？

消化性溃疡是典型的心身疾病。简单的说就是胃肠疾患加上心理障碍。理论认为消化性溃疡是生物和心理社会因素共同作用的结果，生物躯体因素是溃疡病的生理基础，个体心理特征是溃疡病的易患素质，生活事件所引起的情绪应激则是溃疡发病的诱发因素。

## 情绪对消化性溃疡的发生有什么影响？

心理生理学家通过实验室研究及临床观察发现，人在情绪愉快时，胃黏膜血管充盈，分泌增加，胃黏膜保护因素不断增加。

在愤怒、仇恨时，胃黏膜充血，分泌和运动大大增强；

在忧郁、自责时，胃黏膜苍白，分泌减少，运动也受到抑制；

在生气、恐惧、激动、焦虑时，胃分泌量和酸性增高；

在抑郁、悲伤、失望时，则使胃分泌量下降和胃运动减少。

这些负性情绪可引起大脑皮层功能的失调和植物神经系统功能的紊乱。迷走神经异常兴奋，使胃酸分泌过多，同时可以通过内分泌系统使肾上腺皮质激素增加，促进胃酸分泌，抑制胃液分泌，消弱胃黏膜的保护作用，促使溃疡的发生。

## 气候变化与消化性溃疡有关吗？

消化性溃疡的发作与天气变化直接相关。消化性溃疡病人的发病具有一定的季节性，当受凉、气候变化时，往往可诱发溃疡，或使溃疡复发或使原有溃疡加重。

消化性溃疡以秋、冬、春季节发病较为多见，特别是在气候变化比较明显的秋冬和冬春季节交换之时，就更加明显。

某些学者研究认为，气温、大气压、空气湿度、降水量、日照等气象因素的骤然改变都可能与消化性溃疡的发病有关。诸多气候因素的突变和综合作用可能影响机体内环境，使神经体液调节失衡，机体适应性降低，胃肠局部功能紊乱，导致消化性溃疡发生。

## 在季节交换时怎样避免发病?

在秋冬、冬春季节交换之时，有胃病或溃疡病的病人应避免受凉，根据温度及时增减衣物。必要时提前预防性服一些相应的药物，平时就服药的人在允许的范围内增加剂量或提高档次。注意在本病的好发季节，如有症状，应及时诊治，不要延误病情。

## 消化性溃疡可以遗传吗?

在消化性溃疡的病因中，遗传因素可能发挥一定的作用。其根据有以下几点：

1. 在50年代初期，有人对消化性溃疡病人的双亲做追踪调查，发现其双亲消化性溃疡的患病率比一般人群高3～5倍。国内虽对近900例溃疡病人进行调查，发现在溃疡病人的亲属中，有51%以上的有溃疡病。

2. O型血的人群中患十二指肠溃疡的危险性比其余血型高35%。

3. 在胃溃疡病人的一级亲属中，胃溃疡的患病率比对照组高3倍，而十二指肠溃疡的患病率并不增高。对孪生儿的观察表明：单卵双胎发生溃疡的一致性高达53%；双卵双胎发病的一致性也高达36%。

4. 血清胃蛋白酶原Ⅰ水平增高者患十二指肠溃疡的危险性壁一般人大5～6倍。现已知血清胃蛋白酶原Ⅰ增高是由常染色体遗传决定的。

但随着幽门螺杆菌在消化性溃疡发病中的重要作用得到认识，遗传因素的重要性受到挑战。消化性溃疡的家庭群集现象可能是由于幽门螺杆菌的感染，而不是遗传起主要作用。

## 患了消化性溃疡有什么症状？

上腹痛是消化性溃疡的主要症状，其他症状有：反酸、烧心、嗳气、恶心、呕吐、上腹不适等其他胃肠道症状。食欲多保持正常，但可因食后疼痛发作而害怕进食，以致体重减轻。或因进食后疼痛暂时的缓解，以致不断进食，体重反而增加。全身症状可有失眠、出汗等植物神经系统紊乱的症状。

## 消化性溃疡疼痛的部位在哪里？

十二指肠溃疡的疼痛部位多在中上腹部，或在脐上方，或在脐上方偏右处；胃溃疡疼痛的位置也多在中上腹，可偏左或偏右，或在胸口窝下面。疼痛范围约数厘米直径大小。但是疼痛的部位不一定能准确反映溃疡所在具体位置。

消化性溃疡的疼痛多呈钝痛、灼痛、胀痛、剧痛或饥饿样不适感，一般为轻至中度而能耐受。持续性剧烈疼痛提示可能有消化性溃疡合并穿孔。

## 什么是特殊类型消化性溃疡?



胃和十二指肠球部溃疡是消化性溃疡的常见类型，约占消化性溃疡的95%。因发生部位及病因的不同，或因临床症状的不同，或因治疗上的差异等，与常见类型有所不同的消化性溃疡，称为特殊类型消化性溃疡。特殊类型的消化性溃疡主要有以下各型：

**老年人消化性溃疡**

胃溃疡多见，多位于胃体上部甚至胃底部，溃疡面积较大，常易误诊为胃癌，也可发生十二指肠溃疡。老年人消化性溃疡常表现为不规律的中上腹不适、上腹胀满、嗳气等，很少发生节律性疼痛。但容易并发消化道大出血而出现呕血和（或）黑粪。

**复合性溃疡**

指胃与十二指肠同时发生溃疡，多数是十二指肠溃疡发生在先，胃溃疡在后。本病约占消化性溃疡的5%，多见于男性。其临床症状并无特异性，但因幽门狭窄而出现胃潴留的发生率较高，出血的发生率高达30%～50%，出血多来自胃溃疡。本病病情较顽固，治疗效果反应差。

**幽门管溃疡**

较为少见。幽门管位于胃与十二指肠交界处，长约2cm。主要表现有：①餐后立即出现中上腹疼痛，程度较为剧烈而无节律性，使病人害怕进食。②好发呕吐，呕吐后疼痛随即缓解。腹痛、呕吐和饮食减少可导致体重减轻。

**十二指肠球后溃疡**

发生在十二指肠上角以下的溃疡称球后溃疡，约占消化性溃疡的5%。球后溃疡的夜间腹痛和背部放射性疼痛更为多见，并发大量出血者亦多见，对药物治疗反应较差。

**巨型溃疡**

指胃溃疡直径大于2.5cm，十二指肠溃疡直径大于2.0cm的溃疡。疼痛常不典型，往往不能为抗酸药所完全缓解。呕吐与体重减轻明显，可发生致命性出血。有时可在腹部触到硬块，应与恶性溃疡相鉴别。病程长的巨型溃疡往往需要外科手术治疗。

**无症状性溃疡**

约15%的消化性溃疡患者可无明显症状，因其他疾病做胃镜或钡餐检查时偶然被发现，或以发生消化道出血或穿孔等为首发症状。这类消化性溃疡可见于任何年龄，但以老年人多见。

**食管溃疡**

溃疡发生于食管下段，多为单个发作，约10%为多发。本病多发生于返流性食管炎和滑动性食管裂孔疝伴有食管返流的病人。发病年龄在30～70岁之间，约有2/3的病人在50岁以上。主要症状是胸骨下段后方或高位上腹部疼痛，常发于进食或卧位时加重。疼痛可放射至左侧胸部，或向上放射至肩部和颈部。可致食管狭窄而出现咽下困难的表现。其他症状有恶心、呕吐、嗳气和体重减轻等。诊断主要依靠钡餐检查和胃镜检查。

**应激性溃疡**

应激性溃疡系指在严重烧伤、颅脑外伤、脑肿瘤、外科手术和其他中枢神经系统疾病、严重外伤和大手术、严重的急性或慢性内科疾病等情况下在胃和十二指肠产生的急性溃疡。其特征是呈多发性浅表性不规则的溃疡，直径在0.5～1.0cm，溃疡愈合后不留疤痕。

## 消化性溃疡合并出血的临床表现是什么？

当溃疡侵蚀周围血管时可引起出血，出血是消化性溃疡最常见的并发症。

症状表现为：呕吐鲜血或咖啡色样物，排血样或柏油样黑便。在短时间内大量出血后，可因血容量的锐减还可出现头昏、眼花、无力、口渴、心悸、心动过速、血压下降、昏厥，甚至休克。

消化性溃疡在并发出血前，常因溃疡局部的充血突然加剧而致上腹疼痛加重。出血后可因充血减轻，以及碱性的血对胃酸的中和与稀释作用，腹痛随之缓解。

老年人多数没有前兆，而突然吐血或黑便。吐血容易发现，而黑便经常不会因引起人们的注意。很多人因头晕、心慌误以为是血压高或心脏病，自服药物治疗后，症状不能缓解反而加重。这时一定要及时就医，避免因出血量过多而病情恶化。

## 消化性溃疡合并穿孔的临床表现是什么？

溃疡病灶向深部发展穿透胃壁则并发穿孔。溃疡穿孔临床上可分为急性、亚急性和慢性三种类型。

1. 急性穿孔为急腹症。急性穿孔主要是胃或十二指肠前壁溃疡穿孔，酸性溢出液迅速进入腹腔，刺激腹膜，引起腹膜炎，症状急而笃重。

患者突然感到剧烈持久的上腹部疼痛，迅速扩展至整个腹部，常逐渐以右下腹部最为显著，有时可放射至单肩或双肩。患者常静卧不动，因为即使深呼吸也会使疼痛加剧。腹部有剧痛，反跳痛明显，腹肌强直（木板样），肠鸣音减弱或消失。老年患者有时症状可不典型。

2. 慢性穿孔是溃疡穿透胃或十二指肠，与邻近器官、组织粘连，也称为穿透性溃疡。亚急性穿孔为溃疡后壁穿孔或穿孔较小而只引起局限性腹膜炎。

3. 亚急性或慢性穿孔所致的症状不如急性穿孔剧烈，只引起局部的腹痛、排气不畅或困难等症状。治疗后症状缓解要比一般的消化性溃疡要慢。

## 消化性溃疡合并梗阻的临床表现是什么？

主要由十二指肠溃疡或幽门管溃疡引起的幽门梗阻。通俗的说就是由于溃疡将胃的下口堵住了。

呕吐是幽门梗阻的主要症状。呕吐多于餐后30～60分钟后发生，呕吐次数不多，约每隔1～2天一次，一次呕吐量可超过1升，内含发酵宿食。由于胃潴留，可感上腹饱胀不适，常伴食欲减退、嗳气、反酸等消化道症状。当患者出现进食后持续性腹胀或饱满感和食欲下降等症状，并于清晨空腹时检查胃内有振水声，常提示有胃出口梗阻的可能。

## 消化性溃疡癌变的临床表现是什么？

患胃溃疡的少数病人可发展成为胃癌，癌变的发生率不超过2%～3%。但十二指肠球部溃疡并不引起癌变。胃溃疡患者经正规内科治疗2周，症状缓解不理想时，应复查胃镜，溃疡缩小不足一半者，要警惕已经癌变或本身就是癌性溃疡。并进行胃镜下活检，一般胃溃疡癌变主要从溃疡边缘开始，是活检取材重点部位。伴有食欲减退、体重明显减轻；粪便隐血试验持续阳性，并出现贫血；有溃疡癌变的可能性。定期胃镜随访十分重要。

## 胃镜在消化性溃疡诊断中起什么作用？

做胃镜检查可以明确溃疡病的诊断，它是消化内科临床上重要的检查项目。对于临床有三个目的。

1. 准确诊断：通过胃镜直视食管、胃和十二指肠，以确定溃疡在哪个部位，它的大小，

严重程度以及有无癌变的可能。并取活体组织检查，协助诊断。

2. 观察疗效：对已经确认的溃疡进行随访或观察疗效。

3. 进行治疗：进行检查的同时，还可以在镜下止血、钳取异物、电凝切除息肉以及其他镜下治疗。

## 什么时候检查胃镜最有意义？

溃疡病分为很多种，临床症状也不同，出现什么症状、在什么情况下需要做胃镜检查呢？

1. 上腹部疼痛：多种疾病可以引起上腹部疼痛，病情轻重不一，重者可能会威胁到病人的生命，而各种疼痛的处理方法也不一样，所以首先要检查清楚是什么病，50 岁以上的人尤要注意。

2. 原因不明的食欲减退和体重下降：严重的溃疡病通常是引起食欲减退和体重下降的原因。

3. 呕血或黑便：当病人呕吐鲜红或暗红色的血液或咖啡色液体时，或当病人排出黑色大便或柏油状大便时，必须做胃镜检查。

4. 吞咽困难：病人自觉吞咽困难或进食有阻塞感，并呈现进行性加重是，必须马上做胃镜检查。

5. 胸骨后疼痛：当胸骨后疼痛排除了心脏病，怀疑有食管疾病者，宜进行胃镜检查确立诊断。

6. 反酸、烧心，反苦：这种症状提示胃液、胆汁反流进入了食管，并且刺激和损伤了食管，这种情况做胃镜检查可辨清病变程度和范围，以便及时治疗。

7. 上腹部包块：通过胃镜检查，能明确包块位置，弄清楚是良性还是恶性的。

8. 吞食异物：如果将扣子、别针、硬币、桃核等异物误食、吞入胃部，可通过胃镜检查及时处理。

9. 常规体检时，如果有胃肿瘤家族史，或在胃癌、食管癌的高发地区，都应该考虑做胃镜检查。

如果有上述症状或情况之一或几项，最好到正规医院请医生诊治并做胃镜检查。

有些人不适合胃镜检查,可参考胃肠道生理和疾病有关常识。

## 胃镜检查的注意事项是什么？

1. 胃镜检查前要禁食 8～10 小时。一般各个医院检查胃镜都是在上午。因此，在检查前一天，晚饭后 10 点或 12 点开始就不要再进食了，如果口渴可少许饮些水。

2. 检查时取下假牙，放松腰带，上检查床后取左侧卧位姿势；将麻醉剂咽下。检查时用鼻腔作平稳呼吸，切忌屏气。插胃镜时应尽量与医生配合，将胃镜咽下去。

3. 检查完毕 2 小时后方可进食，尤其作黏膜组织活检者要进食温凉流质或半流质饮食，次日可恢复正常饮食。

4. 由检查引起的咽喉部疼痛以及取胃黏膜标本后的少量出血大多能自愈，不必过虑。如检查后出现黑色粪便者，应去医院就诊。

## 胃镜下活组织病理检查有什么意义?

目前胃病最主要、最有效的检查方法仍然是胃镜检查，胃镜是在直视下可以很清楚、很直观地观察整个胃黏膜的病变。这是很多病人经常疑惑。甚至有不少病人认为是医院在乱检查、做无用的检查。病人和医生千万不要忽视了胃镜活检的意义，其实胃镜活检（切片）检查是最有效、最准确的方法，很多病变需要胃活检（切片）才能做出准确的判断，这是国内外公认的。活检（切片）检查绝不是可有可无的检查，是做胃镜时必需的检查项目。

**判断胃炎的类型**

日常遇到最多的胃部疾病就是慢性胃炎了，内镜下一般将胃炎分为非萎缩性（浅表性）胃炎和萎缩性胃炎两大基本类型。目前内镜下表现符合萎缩表现的病例与最后活检结果诊断萎缩的符合率仅为38%～78%，判断胃炎是浅表性胃炎还是萎缩性胃炎，只做胃镜而不做活检往往是不够的，准确性会下降，一般情况下要结合胃镜下表现、病理活检结果及临床症状综合判断。

**判断萎缩性胃炎的程度及有无异型增生**

萎缩性胃炎的诊断主要依靠病理活检诊断，在显微镜可以观察胃黏膜萎缩变薄的程度，有没有肠上皮化生？有没有异型增生（癌前病变）及其异型增生的程度？这些都是其他检查如B超、X线都无法检测到的，目前还没有一种方法可以取代胃镜活检来观察这些病理变化。

**判断胃部溃疡、肿块的性质**

胃溃疡是比较常见一个疾病，胃部溃疡是一定要做活检（切片）的，因为胃癌大部分也表现为溃疡，有时候肉眼（胃镜）看和良性溃疡是很难鉴别的，需要病理活检来进一步证实。胃里的隆起性病变也很多类型，如增生性息肉、隆起性糜烂、间质瘤、胃癌、淋巴瘤等都可以表现为胃内肿块、隆起，病理活检确定这些病变性质最为有效的方法。

**判断幽门螺杆菌（HP）的感染**

活检标本也可以用来检测有无幽门螺杆菌，如果直接在镜下找到幽门螺杆菌即可明确；另外如果是活动性胃炎或有大量淋巴滤泡形成，可以间接判断幽门螺杆菌的感染，准确性可达95%以上。

**跟踪、随访治疗效果**

胃溃疡患者应该在正规的治疗后常规复查胃镜，以观察治疗效果，对于治疗效果较差、溃疡不愈合的患者要再次活检排除胃癌的可能。对于萎缩性胃炎的患者，尤其是伴有重度肠上皮化生、异型增生等癌前病变的患者，应定期复查胃镜并做病理活检，观察肠化及异型增生的变化，防止癌变的发生。

## 超声检查可以确诊消化性溃疡吗？

因胃不舒服去医院就诊，医生通常会建议患者做一次胃镜，但总有不少人因为害怕做胃镜时的“难受”而拒绝。时下，不少医院打出了胃肠超声检查的广告，宣称做超声也能检出诸如胃炎、胃溃疡、肠炎等众多消化病，吸引了不少害怕做内镜者前去检查。胃肠超声能代替内镜检查吗？

超声波检查是利用人体对超声波的反射进行观察。医学上所谓的胃肠超声检查主要有经腹壁超声、超声造影和超声内镜等。

由于胃肠是含气脏器，当超声波遇到脏器内气体时会被反射，难以达到满意的显像目的，超声效果不如肝、胆、脾等实体器官。

胃肠超声作为一项新技术，不但对医生的技术水平及临床经验的要求很高，超声医师必须经过专业培训，而且该检查还存在一定的局限性，不能完全取代内镜：

1. 超声难以显示胃肠黏膜情况。

2. 超声难以精确确定病灶位置，其定位的准确率不如X线和内镜检查。

3. 导致胃肠壁增厚的某些良性病变，比如胃平滑肌瘤、一些基底部较宽的胃息肉等，易被超声误认为是肿瘤。

4. 超声难以发现早期癌，大多数十二指肠溃疡的溃疡面比较小，超声不太容易发现。

5. 超声对某些疾病无法检出，比如慢性胃炎、肠炎。

6. 检查时间较长，漏诊率高达10%。通常情况下，胃肠超声检出肿瘤的阳性率约为内镜的80%。

7. 不能取得病理学标本。

8. 体态肥胖者，图像显示欠理想。

## 症状缓解了是否就是溃疡愈合了？

很多消化性溃疡患者因为服药数天，症状缓解了，于是自作主张，停止服药。此时虽然没有了症状，但溃疡并未愈合。停药后，很容易复发。

胃黏膜发炎时，则局部受机械性或化学性刺激便可产生疼痛反应，提示消化性溃疡的疼痛与溃疡病灶局部的炎性反应有关。溃疡是指深度超过黏膜肌层的局限性组织缺损，有的溃疡深达黏膜肌层以下，可致肌层或浆膜层，甚至穿透。当溃疡症状缓解后，黏膜组织缺损未达到完整的修复。因为溃疡的愈合需要一定的时间，一般胃溃疡的愈合需要6～8周，十二指肠溃疡的愈合需要4～6周，消化性溃疡才能真正愈合。

## 如何选择控制胃酸药物?

消化性溃疡治疗目的在于消除病因、解除症状、愈合溃疡、防止复发和避免并发症。在不同的患者病因不尽相同，发病机制亦各异。但胃酸在溃疡形成过程中起了最终的作用，溃疡愈合与控制胃酸治疗的强度和时间成正比，所以要正确选择控制胃酸的药物至关重要。

控制胃酸的药物主要有两类，一类是抑制胃酸的药物，包括 $H_2$ 受体拮抗剂，像我们熟悉的西咪替丁和雷尼替丁以及质子泵抑制剂，如奥美拉唑和泮托拉唑等；另一类叫制酸剂（又叫抗酸药)，如氢氧化铝、铝碳酸镁等。

## $H_2$ 受体拮抗剂的作用是什么?

$H_2$ 受体拮抗剂能与壁细胞上的 $H_2$ 受体结合，竞争性地拮抗组胺对 $H_2$ 受体的作用，从而抑制胃酸分泌。对基础胃酸分泌、夜间酸分泌以及食物、胃泌素、组织胺和迷走神经兴奋等刺激引起的酸分泌皆有抑制作用，尤其是夜间酸分泌抑制作用更突出。

这类药物有西咪替丁、雷尼替丁、法莫替丁、尼扎替丁和罗沙替丁。临床证明把 $H_2$ 受体拮抗剂一日剂量每晚睡前一次服用的疗效与每日2次分服相仿。相比之下，抑酸效果较质子泵抑制剂差，但药物价格较质子泵抑制剂便宜。所以，它多适用于非活动期溃疡的后续治疗，以及某些情况下预防溃疡复发的长期维持治疗。

$H_2$受体拮抗剂常见副作用有头痛、头晕、腹泻或便秘、口干、恶心、呕吐、腹胀等。

## 质子泵抑制剂的作用是什么？

质子泵抑制剂作用于壁细胞胃酸分泌的最后步骤中的 $H^+-K^+-ATP$ 酶，使其不可逆失活，是目前已发现的作用最强的一类胃酸分泌抑制剂。影响疗效的因素较少，抑制胃酸的效果显著，多适用于活动期溃疡的治疗。

常用的药物是奥美拉唑、兰索拉唑、泮托拉唑、雷贝拉唑、埃索美拉唑，一般每日 1～2 次，饭前空腹服用。

质子泵抑制剂常见副作用有头痛、腹痛、腹泻、恶心、呕吐、便秘、口干、皮疹等。避免或减少副作用的办法是在医生指导下按疗程、按常用量服用，服用时间较长者定期化验肝功能、肾功能、血常规等。

## 抗酸药的作用是什么？

抗酸药它们并不抑制胃酸分泌，只是起中和胃酸的作用，但却可以迅速缓解疼痛症状。一般剂量难以促进溃疡愈合，所以只能作为溃疡病治疗的辅助药物。目前常用的药物有氢氧化铝、铝碳酸镁等及其复方制剂，主要用于中和餐后发生的胃酸分泌或者夜间胃酸分泌，故其应在餐后 1～1.5 小时后和晚上临睡前服用。

## 控制胃酸药物如何应用？

要使胃酸分泌 24 小时被抑制，必须连续服药。一般胃溃疡需要服抑酸药6～8周；十二指肠溃疡需要服药4～6周。随着服药时间的延长，溃疡病的愈合率明显增高。但是，不根据临床症状变化和相关检查调整药物及其剂量，持续反复服用抑酸药数月甚至年余的做法不可取，这样不但不能提高溃疡病愈合率，反而增加了长期服药带来的副作用。对于症状反复，疗效不佳者，应在消化专科医生的指导下用药。

以上介绍的临床常用的控制胃酸的药物，希望对大家在选购和服用的时候有帮助，得了消化性溃疡要到正规的医院去检查治疗，切勿自作聪明乱服用药物，一定要在医生的指导下谨慎用药，这样才是明智之举。

## “三联”、“四联”药物治疗消化性溃疡是怎么回事？

对幽门螺杆菌感染引起的消化性溃疡，根除此菌不但可以促进溃疡愈合，而且还可以预防溃疡复发。因此，凡是有幽门螺杆菌感染的消化性溃疡，无论溃疡为初发或复发、活动或静止、有无合并症，均应予以根除幽门螺杆菌治疗。在此基础上产生了“三联”、“四联”药物治疗消化性溃疡。

## 治疗消化性溃疡的“三联”药物是怎样的？

三联药物是指质子泵抑制剂＋两种抗生素。具体的标准剂量为：

1. 奥美拉唑20mg＋克拉霉素500mg＋阿莫西林1000mg，均一天2次，服用1周。

2. 奥美拉唑20mg＋阿莫西林1000mg＋甲硝唑400mg，均一天2次，服用1周。

3. 奥美拉唑 20mg＋克拉霉素 500mg＋甲硝唑 400mg，均一天 2 次，服用 1 周。

上方中的奥美拉唑可用埃索美拉唑、雷贝拉唑、兰索拉唑、泮托拉唑替代，甲硝唑也可以用呋喃唑酮替代。这是作为幽门螺杆菌阳性的消化性溃疡的一线治疗。

## 治疗消化性溃疡的“四联”药物是怎样的？

四联药物是指在上述三联药物的基础上加上铋制剂，如奥美拉唑 20mg＋阿莫西林 500mg＋甲硝唑 400mg＋果胶铋 200mg，每天 2 次，服用 1 周。

## 幽门螺杆菌阴性消化性溃疡如何防止复发？

至今，“无酸，无溃疡”的观点仍是治疗消化性溃疡的指导思想。经胃镜检查，确诊为不伴幽门螺旋杆菌感染的胃或十二指肠溃疡者，在进行正规抗溃疡病治疗 4～8 周后，宜转入一段时间的维持治疗，适当提高胃内 pH 值。这是预防复发的最重要方法。通常，维持治疗的剂量是正规治疗剂量的一半。

预防溃疡复发的药物与治疗使用的药物大体相同，也有两大类：一类是攻击因子抑制药；另一类是胃黏膜的保护药，它们是根据溃疡的发病机制而应用的。因为溃疡的发病是由于胃酸分泌过多对黏膜的侵蚀，及保护胃黏膜的因素由于某种原因削弱所引起的，从这两类药物中选择 1 种即可。

1. 攻击因子抑制药有：雷尼替丁、法莫替丁和泰胃美等。雷尼替丁和法莫替丁的抗酸作用比西咪替丁强，不良反应也明显小于西咪替丁。服用方法为雷尼替丁 150 毫克，每日 2 次；

或法莫替丁 20 毫克，每日 1～2 次。在应用这类药物时，应注意定期观察肝、肾功能的变化。黏膜保护药中常用的有，胶体果胶铋、瑞巴派特、吉法酯等。以胶体果胶铋为例，服用剂量可从每日 4 次逐渐减至每日 1 次，但长期用药，也有引起铋剂中毒的可能。

2. 避免使用致溃疡药物。应尽量停用非甾体类抗炎药、肾上腺皮质类固醇激素、促肾上腺皮质激素、利血平等致溃疡药物。如果病人同时患有必须使用这类药物的疾病，应尽量采用肠溶剂型和小剂量间断用药法。整个用药期间应进行充分的抗酸和保护胃黏膜治疗。抗酸治疗甚至持续到停用肾上腺皮质类固醇激素后 2～3 周。

## 中医在消化性溃疡治疗中的作用是什么？

消化性溃疡以上腹部疼痛为主要临床表现，属于中医学胃脘痛的范畴。有关消化性溃疡的中医药治疗，可以说源远流长。清代医学家顾靖远《顾氏医镜·胃脘痛》指出："阳明中土，万物所归，故世人之患胃病，腹痛者甚多。"在治疗上，其主张对肝脾不和者，以芍药甘草汤为基本方，随证加减，气滞者加四磨饮，血瘀者加失笑散等等，十分符合消化性溃疡临床治疗实用。

因此，可以说关于消化性溃疡胃脘痛的治疗，两千多年来我国历代医学家从各个不同角度进行辨证施治取得了丰富的经验，所形成的辨证、治则、方药等方面的理论，至今仍指导着临床实践。

本病病位在胃，与肝、脾关系密切。其发生可因忧思恼怒，气郁伤肝，肝失疏泄，横逆犯胃，胃失和降，气机阻塞，导致胃脘痛。若肝郁化火，火邪伤阴则可使胃痛加重或病程缠绵。若气滞日久，血脉凝涩，瘀血内结，则疼痛顽固难愈。或素体脾胃虚弱，或劳倦过度，或久病脾胃受伤，均可致中焦虚弱而胃痛：若脾阳不足，寒邪内生，脉络失于温养，则为虚寒胃痛；若胃阴受伤，胃失儒养，又可成为阴虚胃痛。

## 怎样运用中医辨证分型进行消化性溃疡的治疗？

**肝胃不和**

症状：胃脘胀满，攻撑作痛，脘痛连胁，嗳气频繁，情志不舒时加重，泛吐酸水，胸闷，喜太息。舌苔薄白，脉弦。

治则：疏肝理气。

方药：柴胡疏肝散加味（柴胡、枳壳、香附、芍药、川芎、陈皮、甘草）。

**脾胃虚寒**

症状：胃痛隐隐，喜按喜暖，纳食减少，呕吐清水，大便稀薄，倦怠乏力，神疲懒言，畏寒肢冷。舌淡苔，脉细弱。

治则：温中健脾。

方药：黄芪建中汤加减（黄芪、桂枝、白芍、饴糖、炙甘草、生姜、大枣）。

**胃阴不足**

症状：胃脘隐痛或灼痛，口燥咽干，渴不欲饮，五心烦热，似饥而不欲食，或纳呆，时作干呕，大便干燥。舌红少津，脉细数。

治则：益胃养阴。

方药：一贯煎加减（沙参、麦冬、生地、当归、川楝子、枸杞子）。

**胃络瘀血**

症状：胃脘疼痛，痛有定处而拒按，痛如针刺或刀割，甚者呕血、便血。舌质紫暗，有瘀斑、瘀点，脉涩。

治则：活血化瘀。

方药：失笑散合丹参饮加减（生蒲黄、五灵脂、丹参、檀香、砂仁）。

溃疡病是一种慢性病，易反复发作，因而要治愈溃疡，必须坚持长期服药。切不可症状稍有好转，便骤然停药，也不可朝三暮四，服用某种药物刚过几天，见病状未改善，又换另一种药。一般来说，一个疗程要服药4～6周，疼痛缓解后还得巩固治疗1～3个月，甚至更长时间。

## 怎样运用中成药进行消化性溃疡的治疗？

有些人因服用草药不方便，也可选用中成药来替代草药进行治疗。选用成药治疗也必须依据中医辩证施治的原则来达到治愈溃疡的目的。成药中有不少根据经典验方而制作的如越鞠保和丸、调胃丹、胃康胶囊、沉香舒郁片、附子理中片、香砂养胃丸等。

## 消化性溃疡合并穿孔有哪些症状？

胃、十二指肠溃疡穿孔是胃、十二指肠溃疡的严重并发症。由于溃疡处于活动期，穿孔发生前，多数病人有精神紧张、过度疲劳、受寒、饮食不当等因素，导致溃疡病发作加重；过分饱餐，长期服用激素，洗胃，钡餐检查，腹部大手术，严重烧伤等常为穿孔的诱因。临床表现剧烈腹痛，呈持续性刀割样，从上腹部很快扩散到全腹，恶心、呕吐。常伴面色苍白、出汗、肢冷、心慌、气短、血压降低等轻度休克症状，腹肌呈“木板样”强直。

## 消化性溃疡患者怎样选择饮食？

俗话说“病从口入”，冷、热、酸、甜，病毒、细菌最先经过的是消化系统。人们要生存就离不开饮食。饮食在溃疡病的综合治疗中是一个很重要的环节。

溃疡病是一种慢性病，合理的饮食可以改善全身状况，减轻机械性和化学性刺激，缓解和减轻疼痛，让胃得到生理上的休息，使饮食对胃酸的分泌刺激减少到最低程度。饮食合理营养有利于改善营养状况，纠正贫血，促进溃疡愈合，避免发生并发症；长期注意饮食营养治疗，可减少复发诱因。饮食的基本原则如下：

**合理搭配，不应偏食**

由于很多患者心理压力大，具有对饮食挑剔的特点，因此，既要根据患者的口味进行合理的膳食搭配，又要指导患者不能一味偏食自己喜好的饮食。

**养成规律的饮食习惯**

消化性溃疡患者进食的量和规律性与疼痛的发生直接相关，不规律的进食破坏胃液分泌节律性。过饥时，胃内无食物中和胃酸，使胃酸和胃蛋白酶相对增多，从而刺激溃疡，引起疼痛，并难以愈合；过饱时，会使胃壁过度扩张，极易损害胃的自我保护机制，从而加重溃疡。发作期少量多餐，每天5～7餐，每餐量不宜多，易选用细软易消化食物。病情稳定后每天3餐，可给予正常普食，以保证各种营养素平衡。

**注意主食和副食，干食和稀食的搭配**

主副食协调不但可增进食欲，而且还能提高蛋白质的生理价值，有利于溃疡的修复。主食要做到粗粮细粮的合理搭配，即以细粮为主，粗粮细做。副食主要做到荤菜和素菜的搭配以及品种的多样化。

**食物宜清淡**

制作食品时应少用烟薰和油炸的方式，特别是鱼类和肉类。应控制食盐的摄入量，每日不宜超过 6 克。烹调过程中尽可能使用植物油。

**食物要新鲜**

消化性溃疡患者的饮食应新鲜，食物存放不当或过久，可能会产生致癌物质。

**不吃过冷过热食物**

因胃黏膜娇嫩，只能承受 50°～60°的温度，过冷或过热食物可刺激消化道黏膜，不利于溃疡修复。

**要养成细嚼慢咽的好习惯**

进食不可过急，养成细嚼慢咽的良好习惯，细嚼慢咽能增加唾液分泌，而使胃酸和胆汁分泌减少，有利于胃的保护；若狼吞虎咽，食物粗糙，就会增加胃的负担，致使胃黏膜损伤，加重溃疡。

## 消化性溃疡患者不宜食用的食物有哪些？

消化性溃疡患者不宜食用的食物如下：

1. 易产酸食物，如地瓜、过甜的点心及糖果等；

2. 易产气食物，如生葱、生蒜、生萝卜、蒜苗、洋葱和某些豆制品等；

3. 生冷食物，如大量冷饮、冷拌菜等；

4. 坚硬的食物，如腊肉、蚌肉、坚果等；

5. 粗糙的食物，如玉米面饼子或窝头等；

6. 强烈的调味品，如胡椒粉、咖喱粉、芥末、辣椒油等。

## 怎样的生活状态和习惯可避免溃疡病的发生？

应该做到以下几点来预防消化性溃疡的发生：

1. 良好的生活习惯对于预防溃疡病非常重要，尤其是饮食习惯。吃饭应定时定量，使胃酸分泌规律协调。注意避免暴饮暴食，以免胃窦部过度扩张，刺激胃酸过量分泌。

还应尽量避免食用刺激性的食品，如辣椒、胡椒、白酒、浓茶、咖啡等，这些都可使胃酸增多，当胃酸分泌过多时就可导致胃黏膜损伤，容易诱发溃疡病。此外，过冷、过热、粗糙的食物对胃黏膜也会造成一定程度的损害，因此都应避免。

2. 保持心情舒畅，避免紧张劳累，这样可避免由于精神紧张所造成的迷走神经兴奋，从而减少胃酸的分泌。合理安排工作或学习，注意劳逸结合，避免高度紧张，不要让自己过分疲劳。规律的生活，足够的睡眠，对维持高级神经中枢活动的平衡十分重要，是最基本的养生之道。

3. 注意季节性的气候变化，在秋末冬初和冬末春初之时，要随时增添衣服，保持腹部温暖，特别是气候突然改变时更应注意。

4. 警惕药物对消化道的伤害。如很多人长期小剂量服用抗血小板的聚集药阿司匹林；因骨关节病长期服用消炎止痛药芬必得、扶他林、布洛芬、消炎痛、强的松等；因感冒发热服用解热镇痛药扑热息痛、去痛片等，这些药物对消化道都会造成伤害，即使是短期服用也存在诱发溃疡病，甚至溃疡出血的可能。因此，必须在用药期间加服适量的胃黏膜保护剂。

5. 注意新出现的症状和大便颜色。如果有食欲下降、体重下降、大便黑或有血便等现象，应提高警惕，及时到医院治疗。

## 消化性溃疡容易复发吗？

消化性溃疡对人类健康的危害，不仅在于它迁延时日，而且在于它极易复发。有关资料表明，大多数病者在治愈后的一年内复发，而几乎100%的病人在5年内复发。难怪患者叹息，“胃病”不好治，也治不好。

胃酸虽与消化性溃疡有关，但并不是唯一的因素。从胃病病人的胃黏膜培养和分离出的幽门螺杆菌，是消化性溃疡发病的罪魁祸首。多年的研究得出一个结论，95%以上的十二指肠溃疡病人伴有幽门螺杆菌感染，如果幽门螺杆菌继续在胃黏膜上皮细胞上栖居，溃疡在抑酸药的治疗后尽管已经愈合，但溃疡仍易复发；如果将幽门螺杆菌根除，那么，大多数溃疡会愈合，而且，溃疡愈合后就不再复发，复发率下降至3%以下。因此，幽门螺杆菌的发现以及根除该菌后消化性溃疡不再复发的研究结果，可以说是20世纪医学领域里的一项重大进展。

老年消化性溃疡病人溃疡愈合较年轻人慢。高龄被视为溃疡复发的危险因素之一。据报道，至少一半的老年溃疡病人在停药后数月内有一次溃疡复发。

## 怎样预防消化性溃疡的复发？

对消化性溃疡的复发，宜采取如下措施：

**杜绝一切可以引起溃疡复发的诱因**

尽可能的避免服用刺激胃黏膜的药物；避免刺激性食物、生冷不洁食物和不易消化的食物等；戒烟忌酒；保持情绪稳定，心情开朗；规律生活起居。

**消除有害因素**

应尽量停用非自体类抗炎药、肾上腺皮质类固醇激素、促肾上腺皮质激素、利血平等致溃疡药物。如果病人同时患有必须使用这类药物的疾病，应尽量采用肠溶剂型和小剂量间断用药法。整个用药期间应进行充分的抗酸和保护胃黏膜治疗。抗酸治疗甚至持续到停用肾上腺皮质类固醇激素后2～3周。

**维持治疗**

为了预防消化性溃疡的复发，对一些病人可采取药物维持治疗。常用药物为：西咪替丁、雷尼替、法莫替丁、尼扎替丁、罗沙替丁等，也使用奥美拉唑、兰索拉索作为维持治疗。溃疡愈合后，$H_2$受体拮抗剂或质子泵抑制剂的用量减半，进行3个月至1年的维持治疗。有复发再正规抗溃疡治疗，无复发即停药。

## 什么是消化道出血？

消化道出血是消化管道任何一个部位发生病变导致的黏膜出血，这种病变可以是原发于消化道的，也可以是全身疾病的消化道表现。无论哪一种情况临床都很常见。按照出血部位的不同分为上消化道出血及下消化道出血。

上消化道主要包括食管、胃、十二指肠及空肠上段；下消化道主要包括空回肠和结直肠。临床上来自上消化道的出血更为常见。

上下消化道的出血临床表现存在差异。上消化道出血常常表现为呕血和黑便，呕吐物常呈咖啡色；下消化道的出血常表现为鲜血便及粘液脓血便。

## 上消化道出血为什么常表现为黑便，呕吐物呈咖啡色？

上消化道出血排出物的及颜色，与出血的量与速度有关。如果是微量出血大便颜色性状不会改变，化验可出现潜血阳性，如果少量出血（每天50毫升左右），仅表现为成形黑便，如果每天出血量在100毫升以上可以出现柏油样大便，如果一次出血量超过300毫升，超过了胃的排空能力，则可出现呕血。

上消化道出血后血液与胃酸混合，红细胞被破坏，血红蛋白析出，血红蛋白在酸性环境下首先变成酸性正铁血红蛋白呈现出咖啡色，然后经肠道，血红蛋白中的铁元素，在肠道细菌的作用下形成黑色的硫化铁，排出体外。这就是为什么上消化道出血患者往往排黑色柏油样大便，呕吐物呈咖啡色的原因。

## 怎样看待大便潜血阳性？

大便潜血试验又叫隐血试验，一般当消化道微量出血时（每天大于6毫升），化验大便潜血可呈阳性反应，而这时肉眼看患者大便性状颜色可完全正常。

出现阳性结果不要慌张，因为导致大便潜血试验阳性原因很多，除了消化道出血之外，有许多生理性的原因也可导致便潜血试验阳性。如女性月经期，食用铁剂，食用动物肝脏、血制品、瘦肉、以及大量绿叶蔬菜如菠菜等均可以引起大便潜血假阳性，这些情况一般不会超过两个加号。另外，牙龈出血或者呼吸道出血，吞咽后也可以出现大便潜血阳性。

所以做此项化验一定要素食3天，排除食物摄入的干扰因素，同时建议女性患者，在非月经期做此项检查。如果排除了生理性因素、以及口腔呼吸道出血，仍有大便潜血阳性，则要考虑消化道系统的疾病，再做一些相关的检查，如内镜、消化道造影、B超、CT等。



### 上消化道出血常见于哪些疾病?

上消化道出血临床中以消化性溃疡最为常见，大约占到50%，其次是糜烂性胃炎及十二指肠炎、食管胃底静脉曲张破裂、食管癌和胃癌。因剧烈呕吐所致食管贲门黏膜撕裂综合征引起的出血亦不少见。不同疾病导致的消化道出血，可以出现不同的伴随症状。如消化性溃疡可以伴有反酸、腹痛；食管胃底静脉曲张破裂出血，可伴有慢性肝病的症状和体征：腹水、脾大、腹壁静脉曲张等；食管癌出血往往伴随着进行性吞咽困难；胃癌的伴随症状最不典型。

### 下消化道出血常见于哪些疾病?

下消化道出血的发生率虽不及上消化道出血高，但临床亦常发生。由于空肠和回肠出血性疾病相对较少，因此下消化道出血主要来自大肠。最常见的疾病为大肠癌、肠道炎症性疾病、炎性肠病、大肠息肉等，小肠最常见的出血原因为血管畸形、肠结核、缺血性肠病、小肠憩室和坏死性小肠炎等，同时老年人肛门病变（痔疮、肛裂等）所致出血亦不在少数。

### 消化道出血的常见诱因有哪些?

诱发消化道出血的原因很多，常见的如下：

1. 服药不当：服用某些对胃黏膜有损伤的药物如去痛片、阿司匹林、利血平、皮质激素等；

2. 饮食不当：进食过冷过热过硬的食物，或暴饮暴食，进食刺激性的食物，饮用具有刺激性的饮料，如浓茶、咖啡等；

3. 精神因素：如精神紧张，过度劳累，心理刺激可导致迷走神经兴奋，致使胃酸分泌过多，胃蠕动过强，削弱胃黏膜保护机制，导致胃黏膜的损伤；

4. 吸烟和不当饮酒：香烟和酒精对胃黏膜亦有损伤作用。

5. 应激：当发生烧伤、外伤或大手术、休克、败血症、中枢神经系统损伤等严重疾病时，机体可因应激导致急性胃黏膜病变而引起出血。

当患者本身患有如消化性溃疡等消化道黏膜基础病变时，以上因素更可增加消化道出血发生的几率。

## 肝硬化患者常见的诱发消化道出血的原因有哪些？

肝硬化的患者遇到下列情况可诱发出血：

1. 饮食：进食粗糙食物如坚果、带刺鱼肉时，划破曲张的食管－胃底静脉而诱发出血；

2. 腹内压升高：如恶心、呕吐、剧烈咳嗽、用力排便等；

3. 血容量增加：输液、输血过多、过快引起血容量骤然增加诱发食管静脉破裂；

4. 季节变化：研究显示肝硬化合并出血的发生率与四季变化相关，冬季最高，春季、秋季次之，夏季最低，原因是气温降低时，肝硬化门静脉高压患者皮肤血流量减少，内脏血流量进一步增加，导致门脉压力更高，曲张的静脉壁张力超过弹性限度而破裂出血。

## 哪些药物可以引起消化道出血？

引起消化道出血临床常见的药物为非甾体抗炎药，这类药物主要具有解热、镇痛、抗炎、抗血小板凝聚的作用。一般人经常可以接触到，如治疗和预防心脑血管梗塞及感冒发烧的药物阿司匹林；治疗慢性关节炎和风湿病的药物扶他林、布洛芬、散利痛、去痛片等。这些药物可引起消化道胃肠黏膜的损伤，引起消化道大出血。

除了西药，中药具有活血化瘀、祛风湿成分的药物也可致消化道出血。因此老年朋友在日常生活中使用上述药物要特别的小心。我们的建议是没有必要尽量不用，如果必须要用，一定要小心谨慎，定期查血色素，并养成排便后观察大便颜色的习惯，当出现大便颜色加深，应及时就诊进行相应的检查。

对于伴有消化道基础疾病如消化性溃疡的患者，在使用上述药物时，一定要征求消化科医生的意见，为保安全可以加用黏膜保护剂或质子泵抑制剂，以防消化道出血。

## 情绪紧张会引起消化道出血吗？

一般的情绪紧张不会导致消化道出血，但是情绪过度的紧张和焦虑可以通过刺激人体的植物神经系统，对胃肠道的运动、分泌、血供产生影响，引起腹腔内脏及胃肠黏膜缺血性改变，使黏液及碳酸氢盐分泌减少，易造成胃肠黏膜的损害，引起消化道出血。一般情绪激动所致消化道出血常见于久病体弱者，伴有消化道基础疾病者更容易出现。

中医七情致病理论认为，人体是一个统一的整体，紧张等不良情绪可导致肝气郁结，疏泄失职，气机不畅。肝气上逆则迫血上涌，使血不循经，出现呕血、咯血等；所以老年人在生活中应该保持良好的心情，多与人接触交谈，尽量避免不良情绪的蔓延。

## 消化道出血与气候变化有关吗？

引起消化道出血疾病的发生多与气候相关，如最常见的消化性溃疡、肝硬化食管静脉曲张破裂出血等，所以，消化道出血更常见于季节交替的时候和冬季，但是也不能一概而论。

寒冷天气可能导致血管收缩、血流减慢，门静脉压力增高而诱发出血。另外寒冷的刺激，导致全身小血管收缩、机体代谢及内分泌失调，更易使消化性溃疡发生及复发。故季节交替及气候变凉时候，应注意腹部保暖及注意饮食，避免食用寒凉、不易消化的食物，感到胃部受凉不适时可以自己熬姜汤、红糖水服用，可以驱寒暖胃缓解受凉后出现的胃部不适。

## 饮酒与消化道出血有关吗？

饮酒在一定情况下可导致或者诱发消化道出血，这主要取决于酒精的浓度、饮酒的量以及消化道的基础状况。

酒精的浓度小于8%一般不影响胃黏膜屏障，不造成黏膜损害，酒精的浓度大于14%一定会影响胃黏膜屏障，造成黏膜损害。高度酒对胃肠黏膜损害最大。同时它还可以刺激胃酸分泌，增加消化道黏膜的损伤，长久造成浅表性黏膜糜烂，进一步发展为溃疡而出现消化道出血。

特别是肝硬化伴有食管胃底静脉曲张的病人，饮酒是食管胃底静脉曲张破裂出血常见的诱因之一。另外，有些老年人喜欢饮用及制作药酒，认为药酒不伤身体而且可以强身健体，这些观点是不正确的。饮用药酒要视具体情况，并不是所有人都适合饮用，更不能贪杯，当有胃黏膜损伤或肝硬化疾病时，尽量不饮用各种含有酒精的饮料，最好做到戒酒。



## 维生素K缺乏为什么会引起消化道出血?

维生素K是体内多种凝血因子在肝内合成必不可少的物质。它具有促进凝血的功能，故又称为凝血维生素。

维生素K的缺乏会导致止血困难，出现凝血时间延长，增加人体各脏器出血的风险，包括内出血及外出血，内出血包括脑出血、肾上腺出血、胰出血、皮下出血等，外出血包括外伤出血、咳血、消化道出血、牙龈出血等。

缺乏维生素K在日常生活中若是观察仔细也可在疾病早期发现，从而预防重大疾病如脑出血、消化道大出血的发生。生活中出现伤口出血不易停止，轻微的磕碰而出现皮下斑片状淤青，牙龈出血不止等应加以重视，若确诊为维生素K缺乏，则应该立刻补充维生素K以防止出血。

人体维生素K的来源有两个方面：

一方面从肠道（回肠）内细菌合成，并在回肠内被吸收才能为人体所利用，主要是维生素$K_2$，占50%～60%，有些抗生素能抑制消化道的正常细菌菌群的生长，影响维生素K的摄入。

另一方面从食物中来，主要是维生素$K_1$，占40%～50%，绿叶蔬菜含量高，其次是奶及肉类，水果及谷类含量低。牛肝、鱼肝油、蛋黄、乳酪、优酪乳、优格、海藻、紫花苜蓿、菠菜、甘蓝菜、莴苣、花椰菜，豌豆、香菜、大豆油、螺旋藻、藕中均含有。所以平时要注意食物补充，并要避免滥用抗生素。

## 消化道出血会不会遗传？

引起消化道出血的疾病非常多，例如药物引起的急性胃黏膜病变、肝硬化静脉曲张破裂出血、细菌性痢疾、憩室炎、急性出血性坏死性肠炎、肠结核等，这些疾病是不具有遗传性的，所以这些疾病引起的消化道出血不会遗传。但还有一些消化道疾病如消化性溃疡、消化道肿瘤、炎性肠病、肠道息肉等，是具有一定遗传性的。但不管是哪种疾病是否出现消化道出血症状都是因人而异的，关键的问题就是要治好基础疾病。所以完全没有必要因为家里有人出现过消化道出血就有心里负担，到医院做相关的检查明确诊断最重要。

## 便后鲜血一定是痔疮吗？

痔疮是便后鲜血最常见的疾病，它是在肛门直肠底部及肛门黏膜的静脉丛发生曲张而形成的一个或多个柔软的静脉团，通常当排便时持续用力，造成此处静脉内压力反复升高，静脉就会肿大，当摩擦时容易引起出血。

痔疮引起的出血常常不与粪便相混，血色较新鲜，也可只是手纸上染血而已，痔疮的患者多伴有大便疼痛、直肠坠痛、肛门内部出现肿物脱出、流分泌物等表现。

引起便后鲜血原因还有很多，下消化道肿瘤初期时可表现为只是大便时的少量鲜血，但是随着肿瘤的进展出血量变多，与大便相混，并伴有大便形状改变，如变细、出现畸形等。严重的直乙交界处溃疡性结肠炎偶尔也可出现便后鲜血，但往往伴有腹痛、腹泻、粘液便等全身症状。

其他如大肠息肉、肛周脓肿、结肠血管畸形等均可出现便鲜血，但是其伴随症状各有不同，因此不能发现便后鲜血只想到痔疮。

## 消化道出血会引起全身不适症状吗？

消化道出血是否出现不适症状，主要取决于出血量及出血速度。消化道少量出血时或慢性渗血时常不引起全身症状。一般慢性失血，当出血量小于400ml时，由于组织及脾贮存血液可以补偿，多不引起症状。

1. 当出血量大于400ml时可能会出现头晕、心慌、冷汗、乏力、口干等全身症状。

2. 当短时间内出现量在1200ml以上时可出血性晕厥、四肢冰凉、尿少、烦躁不安。

3. 若仍继续出血，除晕厥外，尚有气短、无尿，此时急性失血已达2000ml以上，可导致休克及周围循环衰竭。

肝硬化病人大出血后容易诱发肝昏迷，表现为情绪、性格改变，神情淡漠或易激动，举止异常，扑翼样震颤、共济失调、昏迷等。

## 发现消化道出血应该怎么办？

对于出血量较大的患者，一般除了排柏油样的黑便外，还可以有呕血、头晕、心慌、胸闷、憋气、烦躁、大汗、甚至意识不清等症状，此时表明病人情况危急，家属应该立即让患者去枕平卧，头侧向一侧，保持呼吸道通畅。

在等待120急救车的到来或者去医院的路上，要密切观测患者脉率、呼吸速度及意识是否清楚。

应该注意呕吐物及排泄物的次数、量以及形状和颜色，并留取排泄物标本一起送至医院。

最好将患者平时服用的药物也要带到医院，以协助医生迅速做出诊断和鉴别诊断，给予最恰当的止血处理，积极挽救患者的生命。

### 消化道出血临床常用的检查方法有哪些？

因出血部位及病人情况的不同，方法各异。其中最重要的检查是内镜加病理，它是诊断消化道出血的金指标：如胃镜、结肠镜、小肠镜、胶囊内镜等。其他的还可以做腹部B超、CT、MR、消化道造影、腹部血管造影等。常规化验需要做血、尿、便三大常规，肝肾功能、血沉、肿瘤标志物、心肌酶、电解质等。另外，老年人消化道出血易诱发心肌缺血，心脏的检查也非常重要。

### 便血的患者为什么需要做指肛检查？

指肛检查是医生用手指在患者肛门内进行触摸、进行疾病诊断及鉴别诊断的一种检查方法，是肛门直肠疾病检查方法中最简便、最有效的方法之一。老年人出现便血的疾病很多，除了小肠、大肠疾病，常见如痔疮、肛周脓肿、直肠癌、肛裂等都可以引起便血。

指肛检查操作简单，花费低、无痛苦及创伤，具有较强的直观性和可靠性，患者易接受。此外指肛检查对直肠癌的诊断有一定帮助，据国内统计，有80%的直肠癌就是通过直肠指诊时被发现的。因此在临床上对初诊病人及可疑病人都应作指肛检查，决不可拒绝，以免延误直肠癌肿等重要疾病的早期诊断及手术时机。

### 消化道出血目前常用的治疗方法有哪些？

除了补液输血、保持正常的循环血容量之外，止血方法主要有四方面：①药物止血：包括质子泵抑制剂以抑制胃酸分泌、提高血小板的止血功能；生长抑素或生长抑素类似物，以降低门静脉的压力并减少腹腔血流；血凝酶等止血药，老年人要慎用。②内镜下止血：包括孟氏液及其他止血药及中药的局部喷洒、内镜下套扎、金属止血钳或利用高频电、激光、微波、射频等产生热效应热能止血。③介入治疗：当上述两种方法止血无效时，可以考虑给予选择性血管造影检查及栓塞治疗。④手术治疗：经前面治疗均无效时才选择手术治疗，病因不明者采取开腹探查的方式寻找出血部位，但是该手术风险非常高，成功率低，临床上现已较少应用。

此外，对于非食管胃底静脉曲张引起的上消化道出血患者必要时可行胃肠减压，以协助确定出血部位，了解出血情况，并且可以通过胃管注入冰盐水去甲肾上腺素，以直接作用于病灶发挥止血作用。对于食管胃底静脉曲张破裂出血的病人我们还可以使用三腔二囊管压迫止血。

### 何谓介入治疗消化道出血？

介入治疗是一种新兴的治疗方法，于 1976 年 wallace 提出，经过 30 多年的发展，已经和内外科一道成为三大支柱性学科，是一种微创的治疗方法。

介入治疗的优点很多，总结如下：

1. 创伤小，简便易行，只在血管、皮肤上作直径为几毫米的微小通道

2. 定位准确，直接作用于出血血管，止血作用肯定，立竿见影

3. 对于消化道肿瘤伴大出血的患者，可以尽快止血，恢复患者的体能，为能进行根治手术争取到了时间

4. 并发症发生率低，其导致心脑血管意外、感染等的机会较低等。

## 哪些中药可治疗消化道出血？

中药中大部分炭类药物均有止血的功效，如血余炭、棕榈炭、大黄炭等，但是由于药物不同，主要治疗的部位有所不同。主要作用于中焦消化的止血药有槐花、大蓟、小蓟、侧柏叶、蒲黄、降香、白及、灶心土等，其中我们比较熟悉是三七，三七粉不仅有止血的作用还有活血的功效是一个双向调节的药物。其他止血的方剂很多如槐花散、小蓟饮子、咳血方等等在临床应用较多，取得的效果佳，可以弥补临床中西医的一些欠缺。但是由于中药特殊的炮制方法使得在应用于急性大出血有其缺点，因此可以中西医结合互补的应用取得最好的治疗效果。

## 消化道出血应该如何护理？

消化道大出血时护理是不容忽视的内容，具体如下：

1. 患者绝对卧床，密切观察生命体征，大小便可在陪护的协助下在床上解决，不可下床运动也不可搬动患者，以免加重出血。

2. 保持患者呼吸道通畅，避免呕血时血液误吸引起窒息，呕吐及呕血后应及时清理口腔，可用冷水让患者漱口，但不可饮用水；

3. 大量失血的患者常常由于治疗需要，保持1～2条静脉通道的通畅，必要时可能需要输血治疗，家属应该给患者做充分的思想准备，配合医生的治疗。

4. 对于出血的患者应该禁食水，待出血停止后24～48小时，在医生的指导下可适量进食少量温凉流质，但要保持营养均衡，刚开始可以少食多餐，以易消化易吸收的食物为主，待病情稳定后可以逐渐恢复正常饮食，但注意不能进食过冷、过热、刺激或坚硬的食物。

5. 出血患者一般容易出现紧张、焦虑的情绪，家属应该陪伴左右，给予精神上的支持及安慰，帮助患者度过难关。

## 如何预防消化道出血？

预防消化道出血具体注意以下几点：

1. 饮食规律：忌食烟酒、浓茶、咖啡及辛辣刺激性食物，多食用新鲜蔬果补充维生素C、K等加强机体的凝血功能，降低血管脆性。三餐定时定点，切忌饥一顿饱一顿，不暴饮暴食。三餐营养搭配均衡，蛋白质、脂肪、碳水化合物的比例应适当；

2. 尽量减少阿司匹林、激素、解热镇痛药物的使用，如必须服用应在医生的指导下，加用黏膜保护剂及质子泵抑制剂，并注意观察大便性状及颜色，一旦发现大便颜色变深、呕吐咖啡色物或心慌、乏力、面色苍白等症状时应及时就医，以明确有无消化道出血。

3. 生活规律，保证睡眠，不过度劳累，加强锻炼，增强体质，提高机体的抵抗能力。

4. 若有消化道症状或出现不明原因的全身相关症状，应及时行胃镜检查以便及时发现确诊胃肠道疾病，及时治疗；

5. 注意保暖，特别是换季及气候变凉时更要注意；

6. 保持心情舒畅及情绪稳定。



## 消化道出血患者如何进行饮食调理？

对于消化道出血的患者，饮食分为禁食、流质饮食、半流质饮食、过度饮食及普食等五个阶段。

**第一阶段为禁食**

应在出血期间和出血停止24～48小时内；

**第二阶段为流质饮食**

在出血停止后24～48小时进行，可以先给于少许温水、温凉的米汤，然后再给予牛奶、藕粉、蔬菜汁，每日6～7餐，每餐量要严格控制，一般在100～200ml，总的热量每日为3.35～4.19KJ，并输入适量的液体，防止电解质紊乱；

**第三阶段为半流质饮食**

指出血停止后3～5天，在流质的基础上给予少量无渣饮食，如可以将少许饼干、面包、蛋糕等泡在流质中食用，每次量为200～300ml左右，可以按照个人的饭量适当加减，每日6餐左右，总热量不少于8KJ，此时不能进食鸡蛋、肉类等不易消化食物；

**第四阶段为过度饮食**

一般病人病情稳定及恢复期，大概5天以后，这时候患者可以进食如苹果泥、肉泥、米粥等，并适当增加食盐和蛋白质的摄入，但一般以糊或泥状为宜。

**第五阶段为普食**

患者一般已康复，大约 7 天以后，以软食，易消化、无刺激、富含营养的饮食，一般蒸、煮、烩、炒均可以，但忌煎炸及辛辣食物。

肝硬化引起的出血饮食恢复要更加慎重。出血停止后 48 小时后方可予少量温凉水，72 小时后可进食无渣流质，以米汤、果汁、蔬菜汁为主少量多餐，不可过饱。以后可以给少量藕粉并控制高蛋白饮食及钠盐的摄入，无再出血可给半流质。面片汤、稠米粥等，大约 1 周后逐渐转换为软食，新鲜松软的馒头、花卷都可以进食，但是注意进食量的控制不可过饱，并且应该细嚼慢咽，防止增加胃肠负担而再次出血。

## 糖尿病可以引起哪些胃肠道合并症？

**代谢紊乱引起胃肠道症状**

糖尿病时由多饥善食突然转为食欲不振，伴有恶心、呕吐、腹痛、脱水、极度口渴，应首先考虑为酮症酸中毒，如不积极治疗，迅速发展神志不清、昏迷。因而糖尿病患者应时刻注意食欲的变化，特别在感染、发热、过劳、暴饮暴食后易于转为明显厌食。

**食管、胃、肠的损害**

长期糖尿病而未能妥善处置，神经细胞内山梨醇增加，肌醇减少，以及滋养神经的微血管病变，致使由脑中枢至周围神经发生病变，其中植物神经呈染色体溶解，胞浆空泡变性及核坏死。由于消化道植物神经变性，导致神经传导速度减慢，临床出现消化道的异常表现。如食管受累可引起咽下困难和烧心，胃轻瘫可致恶心、呕吐和慢性上腹痛等，小肠受累可引起腹泻，大肠受累可导致便秘，肛门括约肌受累引起大便失禁等。

**肝胆系统受损**

脂肪肝、胆汁淤积、肝炎，胆道功能紊乱、胆石症等。

## 什么是糖尿病胃轻瘫？

糖尿病胃轻瘫是糖尿病引起的胃肠功能障碍，主要表现是胃的动力减弱，张力减弱、排空迟缓，犹如“瘫痪”般，故得其名。

一般来说糖尿病病程5年以上（尤其血糖水平控制不良时），部分病人可伴有胃轻瘫。高血糖、电解质紊乱、糖尿病引起的内脏自主神经和交感神经节细胞受到损害、胃动素、胃泌素和胰高血糖素分泌异常皆可能是导致胃轻瘫的重要因素。可有早饱、餐后饱胀、上腹部胀痛或厌食等，严重者可有恶心呕吐等。

主要注意如下几方面：

1. 积极控制血糖：多数胃轻瘫的患者主要诱因是高血糖、代谢和电解质紊乱，在血糖控制后胃轻瘫可完全缓解。少部分患者虽然存在植物神经病变，在血糖控制后症状也可减轻；呕吐患者不能使用口服降糖药时，应更换胰岛素治疗。把血糖控制并长期维持在较正常的水平，是防止复发或症状再加重的重要措施。

2. 治疗其他诱因：如控制感染、纠正酮症酸中毒，积极治疗糖尿病神经病变等。

3. 根据病人特点不同，作好饮食的调节。如以早饱、腹胀、厌食、呕吐的病人，应降低食物中不消化纤维的含量，限制纤维素的摄入，并少吃多餐；而便秘为主时则要多吃含纤维素多的食物，如粗粮、豆类和蔬菜。

4. 对症治疗：如对于吞咽困难、胃肠排空不良、便秘的病人，可以使用促胃动力药莫沙必利、多潘立酮、依托必利。有些中药也可选择应用，如芄龙胶囊、香砂平胃、四磨汤等。



## 糖尿病为什么会引起脂肪肝？

糖尿病脂肪肝患病率明显高于常人，有人统计I型糖尿病病人较少发生脂肪肝，其患病率约为4.5%。II型糖尿病病人发生脂肪肝较多，可达到37%。糖尿病引起脂肪肝的原理至今仍未彻底阐明。多数人认为主要与胰岛素抵抗和高胰岛素血症有密切关系。胰岛素抵抗说白了就是人体细胞膜抗拒与胰岛素结合，使胰岛素不能正常发挥作用。

单纯性脂肪肝一般无特殊症状和体征。有时也可有肝区不适、易疲劳、消化不良等症状。肝功能化验正常。血糖和血脂增高。腹部彩超可见肝后部低回声区。随着血糖理想的控制有可能完全消失。

脂肪性肝炎，轻症临床表现可与单纯性脂肪肝相似。重症可有食欲不振、恶心、呕吐、疲倦乏力、肝区不适或钝痛。肝脏轻度或中度肿大，压痛或叩击痛。肝功能轻度至中度异常。

肝纤维化和肝硬化，是脂肪性肝炎进一步发展的结果。病变多不可逆转，可出现肝脾肿大、门静脉高压和肝功能严重损害的表现。

糖尿病脂肪肝的治疗在不同阶段不尽相同。如下事项可能是共同的：

**控制糖尿病**

将血糖控制在正常的水平可使脂肪代谢步入到正常轨道，是预防治糖尿病脂肪肝的关键。对于已发生糖尿病单纯性脂肪肝甚至脂肪性肝炎的病人，也可促使肝脏内被浸润的脂肪消退。

**调整饮食结构**

在保证营养均衡的前提下，应适当减少脂肪、糖类和总热量的摄入。糖尿病性脂肪肝病人应进食低热最湘胡旨肪、高纤维素的食物，要控制热量的摄入，鼓励多食低糖的蔬菜、水果，饮绿茶。

**控制体重**

对肥胖性脂肪肝，重点是减重。减轻体重可改善肥胖伴同的糖尿病、高脂血症，并使脂肪肝消退。饮食治疗方法和锻炼是减重的基础，减重10%可使脂肪肝引起的转氨酶增高恢复正常。但减重需要在医生的指导下进行，特别是伴有糖尿病、心肾疾病以及肝损害明显的病人更要注意。

**使用降脂药**

目前，临床上尚无满意的干预脂蛋白代谢的药物。对于已经发生脂肪肝者可加用烟酸的衍生物利平脂或苯氧乙酰类的吉非贝齐等药物来降低甘油三酯，或使用他汀类药物降低血胆固醇。改善脂肪肝症状可以补充胆碱、卵磷脂、抗氧化剂如还原型谷光甘肽、水飞蓟素、维生素E等。有肝功能损害者应用降血脂药要慎重。

## 糖尿病与胆石的发病有什么关系吗？

糖尿病患者胆石症发病率明显增加，可达30%以上，并随糖尿病病程延长而增加，老年糖尿病患者胆石症患病率可能更高些。糖尿病引起胆石症的因素是多方面的，如胆固醇和胆汁酸代谢异常、胆囊因为血管病变发生功能异常等。超重、肥胖，高胆固醇血症及高甘油三酯血症都是重要因素。

## 糖尿病为什么会出现腹泻？

糖尿病性腹泻主要是指糖尿病及其合并症引起的慢性腹泻。可能与内脏植物神经变性，小肠动力异常和小肠内细菌异常繁殖有关。但是也有研究报告既无动力异常也无小肠过度繁殖而发生腹泻者。糖尿病合并内脏植物神经变性，可导致小肠动力减弱，小肠内容物通过时间延长、滞留，可引起小肠内细菌异常繁殖。并可造成小肠消化吸收障碍而发生腹泻。主要表现为间歇性水样泻或脂肪泻，大便量多而且有臭味，每日可达20余次；有时腹泻与便秘交替出现，也可表现为顽固性水样泻，还有的专在夜间腹泻。

大多数患者伴有周围神经性病变的表现如肌张力下降、腱反射减弱、四肢末梢感觉异常等。也常有自主神经病变的证据如瞳孔对光反射减弱、多汗、尿潴留、大小便失禁等。多发生于长期胰岛素依赖型糖尿病患者，且血糖控制不良者。

糖尿病腹泻的治疗困难较大可用抗菌素和益生菌制剂等，但因病因未去除也容易复发。

为此，糖尿病腹泻应以预防为主，及早将糖尿病控制在理想水平是最重要的。

## 糖尿病为什么会出现便秘？

便秘也是糖尿病患者中常见的消化道症状之一，约2/3的糖尿病患者有便秘史。引起便秘其原因甚多，常常不是糖尿病特有的。

糖尿病并发广泛神经病变患者便秘发生率约90%。主要因结肠动力障碍所致，有的患者表现为结肠扩张，甚至肠梗阻。一般便秘是间歇性的，有近 1/3 的病人是便秘与腹泻交替。使中带血或大便潜血阳性，应进行结肠镜检查。

控制糖尿病对治疗便秘常有帮助。对适当多饮水、适当地多食高纤维素食物如蔬菜、粗粮等，加强运动和良好的大便习惯等可促进排便。切不长期可依赖泻剂、润肠剂排便。促胃肠道动力药可能有效。

## 常用口服降糖药对胃肠道有什么不良反应？

口服降糖药可分为：磺酰脲类、双胍类、胰岛素增敏药、葡萄糖苷酶抑制药、促进胰岛素分泌药等。

**磺酰脲类**

目前临床使用的主要是第二代磺酰脲类，主要有格列吡嗪、格列美脲、格列齐特、格列喹酮等。药物不良反应发生率低于第一代，主要有胃肠道反应，有恶心、呕吐、厌食、腹泻，偶见有肝损伤和胆汁瘀积性黄疸。

**双胍类**

有二甲双胍和苯乙双胍等。主要不良反应常见有胃肠道反应，表现为恶心、呕吐、胃胀、乏力、消化不良、腹部不适及头痛，口中有金属味、体重下降，可以减少维生素 $B_{12}$ 的吸收等。

**胰岛素受体增敏剂**

有罗格列酮、比格列酮等。此类药物的胃肠道不良反应相对不多，主要有便秘、腹泻、血清转氨酶升高等。其他尚有视力下降、贫血、水肿、心功能恶化等；罕有发生皮疹、血管性水肿等过敏反应的报告。

**葡萄糖苷酶抑制**

阿卡波糖、米格列醇等。由于吸收很少，几乎无全身不良反应，主要引起胃肠道反应，出现腹胀、腹痛、嗳气、肛门排气增多、腹泻或便秘，这是由于糖类在小肠内分解及吸收障碍，而在肠内停留时间延长，肠道细菌酵解产气增多而引起。

**促胰岛素分泌**

有瑞格列奈、那格列奈等类药物瑞格列奈可以引起低血糖、视觉异常、腹痛、腹泻、呕吐、便秘等胃肠道功能障碍。

## 口服降糖药胃肠不良反应的预防措施是什么？

对于磺脲类和格列奈类促进胰岛素分泌的药物来说，如果患者有严重肝肾功能不全、糖尿病急慢性并发症或者处于妊娠期、哺乳期时，应严禁服用。为尽量避免其副作用，上述药物最好在饭前半小时服用。同时，服用磺脲类药物时，如果在正常剂量的情况下，血糖控制仍不好，不应盲目加量。

服药时要避免两种磺脲类药物的联合应用，否则会增加药物的副作用。双胍类药物应在饭中或饭后服用，以降低消化道反应。对于严重贫血、肝肾功能不全的病人不能选择双胍类药物，以免增加出现副作用的危险。

葡萄糖苷酶抑制剂需要同第一口饭一起嚼服，以达到药物的最佳疗效。同时，此类药物有碳水化合物依赖性，服用时要注意应有适量碳水化合物的摄入。

对于患有胃肠道、肾功能不全以及处于妊娠期、哺乳期的患者，应禁止服用。而对于胰岛素增敏剂，肝肾功能不全和心脏功能不全的患者要慎用。

老年人使用磺脲类和双胍类药物时应从小剂量开始，并应密切观察血糖和肾功能情况，根据化验结果逐渐调整剂量。

## 哪些常用降压药可能引起什么胃肠道不良反应？

目前高血压病人常用的抗高血压药物，按照药理的作用，可以分为六大系列。

**利尿剂**

利尿剂是使用最早，最常用的降压药物，降压作用显著，对老年人收缩期高血压和肥胖的高血压病人降压尤为适用，但不适宜痛风、高脂血症及糖尿病病人。可与其他各类抗高血压药物合用，能增加降压的效果。由于长期应用易引起低血钾等不良反应，现在已经很少大剂量地使用。常用的利尿剂按照其降压作用的强弱，分为高效利尿剂（速尿、利尿酸），中效利尿剂（双氢克尿噻、氯噻酮），低效利尿剂（安体舒通、氨苯喋啶、），低效利尿剂都有保钾的作用。利尿剂最大的优势是价格低廉。

**β一阻滞剂**

β一阻滞剂既能降低血压，又能减慢心率，应用很广泛。这是一类“洛尔”系列，常用的有阿替洛尔（氨酰心安）、美托洛尔（倍他乐克、美多心安）、拉贝洛尔（柳安苄心啶）、比索洛尔（博苏）。β一阻滞剂适用于年轻人和心率偏快的高血压病人，对合并冠心病的高血压病人尤为适合。但是，对心率已经很慢、存在心脏传导阻滞和有哮喘的高血压病人禁止服用。

**α一阻滞剂**

α一阻滞剂的特点是不影响血脂和血糖的代谢。这是一类“唑嗪”系列，常用的药物有短效的哌唑嗪，长效的多沙唑嗪、特拉唑嗪等。由于α一阻滞剂同时能治疗前列腺肥大，对伴有前列腺肥大的老年男性更为适用。α一阻滞剂主要的不良反应是会引起体位性低血压，所以，服用该药的病人，起床时要格外小心，动作要慢。

**血管紧张素转换酶抑制剂**

血管紧张素转换酶抑制剂是一类安全有效的降压药，它的种类最多，适应证最广，对血脂和血糖的代谢没有影响，对肾脏有保护作用，是高血压合并心力衰竭和糖尿病理想的首选药物。肾功能不好的病人也能应用，只是要从小剂量开始服用，严重的肾功能衰竭和患有双侧肾动脉狭窄的病人以及怀孕妇女则不能服用。令人遗憾的是，这么好的一类降压药却有咽痒干咳的不良反应，发生率在10%左右，影响了药物的广泛应用。这是一类“普利”系列。根据药物作用时间的长短，可分为短效、中效和长效，短效的有卡托普利（巯甲丙脯酸），中效的有依那普利（依那林），长效的种类很多，有苯那普利（洛汀新）、培多普利（雅施达）、福辛普利（蒙诺）、贝那普利（一平苏）、米达普利（达爽）等。

**血管紧张素Ⅱ受体拮抗剂**

这是一类最新的降压药，是在血管紧张素转换酶抑制剂的基础上开发成功的。不会引起咽痒干咳的不良反应。被认为是不良反应最少的一类降压药，作为“沙坦”系列，最早应用的是氯沙坦，以后不断开发的有缬沙坦、依贝沙坦等。

**钙拮抗剂**

钙拮抗剂降压效果安全有效，其特点是在降压的同时，不降低重要器官的血液供应，对血脂、血糖的代谢没有影响，适用于老年高血压和已有心脑肾损害的高血压病人。此类“地平”系列种类不少。短效的有硝苯地平（心痛定）、恬尔心，中效的有尼群地平，长效的有氨氯地平（络活喜）、非洛地平（波依定）、尼卡地平。通过对制剂工艺的改进，制成缓释和控释片，使短效的药物具有长效的作用，如硝苯地平控释片（拜新同）、恬尔心缓释片、缓释异搏定（维拉帕米）。常见的不良反应有面红、头痛、心跳加快、脚踝水肿，短效药的不良反应更为显著些。

总的来说，降压药可以引起恶心、呕吐、腹泻、腹胀等症状，但一般较轻，无需停药。需要特别指出的是，由于人体血压在 24 小时内呈现出有规律的周期性变化，即每天早晨血压升高，下午血压较平稳，夜间入睡后血压自行调节降低，故中午和晚间的两次服用降压药非但无益反而有害。因为这两次服药可使夜间血压过低、血流缓慢，从而可增加夜间诱发缺血性脑中风的危险。尤其是在老年人中，由于大多数患者伴有脑动脉硬化，因此更容易发生缺血性脑中风。所以，降压药的合理服用方法应该是每天早晨服一次，这样不仅有效，而且安全。

## 常用降脂药可能引起什么胃肠道不良反应?

1. 他汀类药物的不良反应：他汀类药物耐受性好，一般不良反应有口干、腹痛、便秘，流感症状，消化不良、转氨酶升高等，发生率小于1%，停药后均可消失。

2. 贝特类药物的不良反应：吉非贝齐、非诺贝特、苯扎贝特等主要还是消化道的反应。氯贝丁酯的不良反应较多而且严重，可致胆囊炎和胆石症和增加胃肠道肿瘤的发病率。

3. 烟酸类副作用：如阿西莫司等，偶有肝功能异常、血尿酸增多、糖耐量减低，停药后可恢复。

4. 胆汁酸结合树脂如考来烯胺和考来替泊，此类药有一定的刺激性，少数人用后可以出现便秘、腹胀、嗳气和食欲减退等，一般在两周后可消失，若便秘过久，应停药。

## 如何降低服用阿司匹林对胃肠道的影响?

阿司匹林在心脑血管疾病的一级和二级预防中，都起着很重要的作用。但是长期服用阿司匹林有很多副作用，其主要副作用为出血。阿司匹林可抑制血小板聚集，但对胃肠道黏膜有直接刺激和损伤作用，同时可减少胃黏膜保护物质的生成，所以，阿司匹林导致的出血更多表现在消化道。



1. 选用肠溶制剂。阿司匹林有普通阿司匹林片、阿司匹林泡腾片、阿司匹林肠溶片等多种剂型。它们的作用没有差异，只是剂型不同。

非肠溶片（如普通阿司匹林或者泡腾片）在胃内酸性环境即溶解，对胃黏膜有刺激作用，只适用于急性期首剂服用或者作为解热镇痛药物短期使用，不适合长期服用。但饭后服用非肠溶片可以降低副作用。

合并慢性胃炎、严重肝病、出血性疾病的患者应慎用阿司匹林。溃疡活动期禁用任何剂型的阿司匹林。

2. 每天1次，睡前空腹服用肠溶片。

3. 每天75～150毫克最佳。小剂量阿司匹林（75～300毫克/天）具有抗血小板作用，常用于防止心脑血管血栓性事件（心绞痛、心肌梗死、脑梗死等）发生。

中等剂量阿司匹林（500～3000毫克/天）具有解热镇痛作用，常用于治疗感冒引起的发热、头痛、牙痛等。大剂量阿司匹林（超过4000毫克/天）具有消炎及抗风湿作用，常用于治疗急性风湿热、风湿性关节炎等。

阿司匹林引起的胃肠道出血呈剂量依赖性，大剂量使用阿司匹林会增加胃肠道出血的危险。

4. 服用胃黏膜保护剂。胃部不适、反酸加重的患者应该在医生指导下合并使用胃黏膜保护剂（如硫糖铝）、质子泵抑制剂（如埃索美拉唑镁），或者 $H_2$ 受体拮抗剂（如雷尼替丁）。

5. 避免同服刺激胃酸分泌药。糖皮质激素会刺激胃酸分泌，降低胃肠黏膜对胃酸的抵抗力。维生素 $B_1$ 可增加胃液的酸度，加剧阿司匹林对胃黏膜的损伤。阿司匹林与其他非甾体抗炎药（如口服的扶他林、芬必得等）、抗凝药（华法林）合用也可增加胃肠道出血的风险。因此，在服用阿司匹林时，应尽量避免服用上述药物。

## 抗生素能引起胃肠道症状和疾病吗？

许多抗生素，尤其是口服后均可引起不同程度的胃肠道副作用，如恶心、呕吐、腹泻或食欲下降，甚至影响肝脏、肾脏和造血功能，其中以广谱抗生素引起的胃肠道副作用较为严重。其原因除化学刺激因素外（化学刺激性与剂量有关），广谱抗生素可引起体内的菌群失调而导致二重感染是另一个重要因素。二重感染，亦称菌群失调症。在正常情况下，人们处于一个庞大的微生物生存的环境中，人体的皮肤黏膜和与外界相通的腔道，如口腔、鼻、咽、肠道等处，都寄生着一定数量的细菌，这些数量繁多的细菌，与人体既相互依存又相互制约，对人体不但无害，反而有益。肠道的正常菌群，不仅在食物的消化吸收过程中起着重要的促进作用，而且对危害人体健康的致病菌有着强大的抑制作用，可以有效地抑制它们的生长繁殖，这对人体来说是非常重要的，在医学上称为微生态平衡。

抗生素特别是广谱抗生素的应用，既使体内各处的敏感菌受到抑制，又使耐药菌乘机在体内繁殖生长，导致二重感染。

另外，广谱抗生素的应用使肠道内很多细菌受到抑制，这些细菌中有些具有合成维生素的能力，因此，菌群失调后就可出现恶心、呕吐、腹泻等胃肠道症状。

## 哮喘有可能是胃肠疾病引起的吗？

目前医学研究已经证明，胃食管返流是一种独立诱发哮喘症状的因素。

胃食管返流病是指胃内容物，包括从十二指肠流入胃的胆盐和胰酶等反流入食管，分生理性和病理性两种。病理性反流是由于食管下括约肌的功能障碍和（或）与其功能有关的组织结构异常，以至食管下括约肌压力低下而出现的反流，引起一系列临床症状和并发症。

反流性哮喘，即胃酸反流至食管后又继续向上至肺部引起的哮喘或哮喘样发作，是胃食管反流病的食管外表现。在临床上，将近30%患者并未出现反酸、烧心等胃食管反流病的典型症状，而表现为哮喘、长期慢性咳嗽、声嘶、咽部异物感、夜间阵发性呼吸困难等症状。由于胃食管反流病的症状表现复杂多样，故看错门诊的事件就屡见不鲜了，也有众多由于胃食管反流病引起的哮喘患者到呼吸科就诊。如果您的哮喘发作与季节、刺激性气体或固体颗粒无明显关系，而与餐后、饱食、卧位等关系密切，那么就应该警惕了，您的哮喘是不是真正的过敏性哮喘，还是由于胃食管反流引起的呼吸道症状。夜间出现的突然呛咳、哮鸣、窒息等提示睡眠时可能出现了胃食管反流。

## 腹痛、呕吐、腹泻便秘等胃肠道症状为什么要想到甲状腺疾病？

甲状腺是人体的重要内分泌器官。在颈部喉结节正下方，由皮肤覆盖，腺体的两半（叶）由中间部位（峡部）连接。因此甲状腺形似英文字“H”或蝴蝶节形。甲状腺体积较小，正常情况下，肉眼看不到，也较少能触及。如果体积长大，很易触及，且在喉结下部或两侧可见隆起（甲状腺肿）。甲状腺分泌甲状腺激素，调控体内各种化学反应的速度（代谢速率）。影响机体代谢率：刺激几乎所有组织合成蛋白质；增加细胞耗氧量，细胞负担加重，器官代谢加快。

有少数甲状腺疾病患者会表现为消化道症状，如呕吐腹痛腹泻，或者是肝损害等。

甲状腺机能亢进时，甲状腺激素、儿茶酚胺等作用使迷走神经张力增加，导致胃排空和肠蠕动速度加快。引起食欲亢进、食量增加，并可使小肠吸收不良，就会表现为呕吐腹痛腹泻。甲状腺机能亢进临床表现很有特征性，神经过敏、消瘦、怕热、多汗、突眼、甲状腺肿大、心跳加快等。但老年人患甲状腺机能亢进症状常不典型，往往缺乏上述典型症状。可以心跳不快，而表现心律紊乱，食欲反而减退，有时消化道症状更突出。发生危象时可表现呕吐、腹泻、高热和大汗淋漓等。抢救不及时甚至有生命危险。因此，老年患者及其家属和经治医师都要提高警惕。

甲减状腺机能减退时，会出现厌食、腹胀、便秘。怕冷、面部和周身出现粘液性水肿等。这时，需要测定血清甲状腺激素水平帮助诊断。

## 慢性肾上腺皮质功能减退会引起哪些消化道症状？

慢性肾上腺皮质功能减退是由于肾上腺功能低下产生的皮质类固醇不足引起的疾病。可分为原发性和继发性两大类。原发性是肾上腺皮质本身病变所致，多由自身免疫性破坏形成特发性肾上腺萎缩、肾上腺结核病、乳腺癌或肺癌转移至肾上腺等引起。继发性主要是下丘脑和垂体功能减退导致肾上腺皮质分泌不足。消化道症状是慢性肾上腺皮质功能减退症常见症状，厌食、恶心、腹泻和腹痛等，有时非常突出。此外，尚有虚弱、疲乏，关节肌肉疼痛。血压低和直立性低血压也时有发生，从坐位或卧位站起时可感头晕或晕厥。皮肤色素沉着颇具诊断价值，皮肤变黑，颜色似皮革，可出现在暴露或非暴露部位。色素斑块可出现在前额、面部、肩部。蓝黑色皮肤改变可在乳头、口唇、肛门、阴囊或阴道周围部位。血浆肾上腺皮质激素测定和促肾上腺皮质激素测定（ACTH）有诊断价值。患者应激能力很差，有时一个轻微的感染即可导致发生危象。高热、恶心呕吐、腹痛腹泻、脱水、血压下降、嗜睡、迟钝甚至昏迷。或烦躁不安、瞻望或惊厥等。平时主要是皮质类固醇替代治疗。



## 为什么慢性肾功能不全往往首先出现消化道症状？

各种肾脏疾病未能及时治愈，逐渐的发展为肾功能衰竭，此时累及机体的每个系统，而消化系统最易受累，常是尿毒症患者的最早出现症状。尿毒症时胃肠道疾病的发生率较肾功能正常者高出数倍之多。其原因与尿毒症毒素对胃肠黏膜的刺激，胃泌素等激素水平改变，黏膜及黏膜下血管病变所致的缺血，以及针对尿毒症治疗有关。

**消化性溃疡表现**

胃部症状在慢性肾衰早期即可出现，当尿毒症其他症状不显著时，常误诊为消化性溃疡，表现上腹部胀痛、反酸、恶心、呕吐、厌食等，是由于慢性肾衰导致消化溃疡，内镜检查可发现胃、十二指肠有糜烂及溃疡。

**胃肠道出血**

呕血及便血有时为尿毒症早期症状，约70%尿毒症长期存在胃肠道出血。胃肠道出血系因尿毒症导致代谢毒物在胃肠的产生增加，以及黏膜下小动脉坏死，化学性损害加上贫血，引起黏膜及黏膜下明显改变而致持续性出血。

**恶心和呕吐**

慢性肾衰早期有时以反复顽固性呕吐为主要表现。如急性肾盂肾炎，除发热、尿痛外还有恶心、呕吐；急性肾炎由于胃肠黏膜水肿，及补液过多而致血容量增加，可致恶心、呕吐；严重肾小球肾炎，由于突然血压增高引起高血压脑病，可出现恶心、呕吐；老年人慢性肾功能减低，代谢产物堆积在体液内，对中枢及末梢有催吐作用；只有呕吐，不伴有发热、水肿、头痛和高血压者，应考虑可能是尿毒症所致。

**腹　泻**

由于代谢毒物的刺激，腹泻是常见的症状，一口数次或10多次，大便稀，偶带粘液或血液。